L'HOMŒOPATHIE

MISE A LA PORTÉE DES GENS DU MONDE

OU

EXPOSITION DE SES PRINCIPES
ET DE SES LOIS

PAR

Le docteur GOURÉ,

Médecin de la Faculté de Paris, etc., etc.

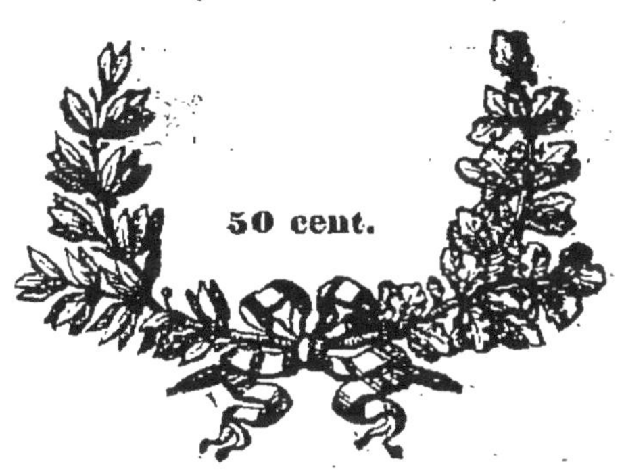

A PARIS, chez BOURGEOIS-MAZE, libraire, Quai Voltaire, 9.
LYON, chez CHAMBET, Quai des Célestins, 50.
MARSEILLE, chez ARNAUD, rue Vacon, 47.
BORDEAUX, chez DURRE, rue Saint-James, 59.
ROUEN, chez FRANÇOIS, Grande-Rue, 33.
se distribue aussi chez l'auteur, rue Cadet, 11.

—

1846.

L'HOMOEOPATHIE

MISE A LA PORTÉE

DES GENS DU MONDE

SOUS PRESSE DU MÊME AUTEUR :

MANUEL HOMŒOPATHIQUE

A

L'USAGE DES GENS DU MONDE;

POUR PARAITRE PROCHAINEMENT :

DES RAPPORTS DU PRINCIPE VITAL

Avec l'organisme, particulièrement sous le point de vue de l'action des médicaments et de leurs antidotes.

Consultations de 11 heures à 2 heures.

LAGNY. — IMPRIMERIE DE GIROUX ET VIALAT.

L'HOMŒOPATHIE

MISE A LA PORTEE DES GENS DU MONDE

OU

EXPOSITION DE SES PRINCIPES ET DE SES LOIS

PAR

LE DOCTEUR GOURE,

Médecin de la Faculté de Paris, etc., etc.

« Ce qui est ne peut pas ne
« pas être ; mais il peut être
« nié. »

A PARIS, chez BOURGEOIS-MAZE, libraire, Quai Voltaire, 9.
LYON, chez CHAMBET, Quai des Célestins, 50.
MARSEILLE, chez ARNAUD, rue Vacon, 47.
BORDEAUX, chez DURRE, rue Saint-James, 59.
ROUEN, chez FRANÇOIS, Grande-Rue, 51.
se distribue aussi chez l'auteur, rue Cadet, 11.

1846.

NOTE DE L'ÉDITEUR.

La science marche lentement, il est vrai; mais enfin elle marche; elle a ses pionniers qui, devançant la masse, préparent le terrain.

A eux les fatigues, les déboires, quelquefois les persécutions; à eux aussi quelquefois un peu de gloire, ou plutôt à leur nom; car les combats fatiguent et usent ceux qui ne sont soutenus que lorsqu'ils ont réussi. C'est-à-dire qu'on les honore, lorsqu'il n'y a plus qu'à recueillir le fruit de leurs travaux et de leurs combats.

Le petit opuscule que nous offrons au public est dans ce cas: c'est, depuis qu'il est question d'homœopathie, le premier portrait complet qui ait été tracé *de cette science.* Il a un caractère de franchise et d'originalité qui plaira. On voit qu'il est écrit au milieu des combats dont nous parlions tout-à-l'heure. L'auteur se laisse entraîner par le sentiment d'une profonde conviction nourrie de faits qui sont présentés simplement et heureusement ; mais au fond on y découvre un grain de sarcasme, fruit des dégoûts que lui inspire tout ce qui n'est pas *le vrai, le juste* et *le bon*, dont il a fait sa déité. C'est donc une lutte entre deux *écoles*, dont l'une a pour elle le privilége de l'antiquité ; dont l'autre invoque le privilége de la vérité, c'est-à-dire celui des faits réunis, et parle au nom de l'humanité si longtemps victime de l'erreur.

Les vrais, les seuls intéressés dans cette grande question toute d'actualité, sont appelés à décider. Le public jugera donc en dernier ressort ; il saura surtout gré à l'auteur de la justice qu'il s'empresse de rendre si consciencieusement à la science des adversaires de l'homœopathie. En respectant des hommes honorables, il prouve qu'il comprend la mission qu'il a acceptée.

En montrant la mauvaise route où l'on marche depuis trop longtemps, il use non-seulement d'un droit, mais il remplit un devoir sacré.

Avant propos.

« Les hommes n'ont jamais tenu
« à être éclairés ; mais seulement
« a être flattés. »

Je ne me serais pas décidé à livrer ce petit aperçu à la publicité, si mon éditeur ne m'eût pris par mon faible, en faisant valoir et l'intérêt de la science et celui de l'humanité.

J'avais pour retranchement ma paresse ; il l'a caressée en me demandant seulement un extrait de ma correspondance. Pour cela, il fallait opérer des retranchements, afin d'éviter des répétitions et corriger le désordre qui règne ordinairement dans de telles publications.

J'avoue ne l'avoir fait que très imparfaitement et très incomplètement. Mon éditeur s'en contente ; tant pis pour lui si le résultat ne répond pas à son espoir. Car le public ordinairement si facile à satisfaire quand on l'amuse, devient très exigeant quand on l'occupe de ce qui peut l'instruire utilement.

Les résultats obtenus journellement par l'homœopathie sont assez connus pour que je me sois cru dispensé d'en rapporter un seul.

Je ne me suis donc occupé que de ce qui serait resté inconnu au public ; à savoir, les principes et les lois sur lesquels repose cette nouvelle école.

Dr G...

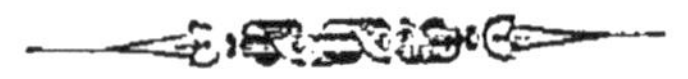

OBSERVATION ESSENTIELLE.

J'ai employé souvent le mot spécifique pour l'intelligence de notre marche, je dois déclarer que, comme *école*, je n'ai entendu lui donner aucune *valeur distinctive*.

LETTRE PREMIÈRE.

A M. le comte de **R.....**

> « Si j'ai tort, prouvez-le. J'avouerai
> « ce tort à la face du monde :
> « faites ainsi, ou.....
>
> (Saint Augustin.)

Vous me demandez que je vous explique ce que c'est que l'homœopathie ; parce que, dites-vous, jusqu'à ce jour, vous n'avez pu saisir le vrai caractère de cette nouvelle *école*, au milieu de tous les raisonnements et de toutes les plaisanteries plus ou moins absurdes, que vous avez entendus faire à ce sujet.

Une science nouvelle ne peut être expliquée en peu de mots ; car il est indispensable de citer au moins les lois naturelles et les découvertes qui lui servent de base.

Je tâcherai cependant d'être bref et surtout d'être clair, puisque vous désirez que je me mette à la portée de tout votre monde : par ce motif il se pourra que, dans mes exemples, je m'éloigne du principe réel, pour le faire mieux comprendre, comme on s'éloigne d'un monument pour le mieux considérer.

J'élaguerai donc aussi, autant que possible, de mon langage, toute expression scientifique.

Selon les lois de la nature l'homme ne devrait mourir que de vieillesse.

Tout ce qui abrège la vie doit être regardé comme accidentel.

Mais la vie ne doit pas seulement être complète en durée, elle doit l'être encore en santé.

Toute altération de la santé est appelée *maladie*.

Or, la maladie, en altérant la santé, abrège aussi la durée de la vie.

La médecine *doit* donc être l'art de rétablir la santé et ainsi de prolonger la vie, qui même pour les plus malheureux, est regardée comme le bien le plus précieux.

Ce qu'on a appelé jusqu'ici l'art de la médecine a-t-il rempli ce double but?

De l'aveu des plus grands médecins de tous les temps, il s'en est fallu *du tout* qu'il en fût ainsi. Bichat lui-même, Bichat le plus grand génie scientifique de nos jours, a écrit de la médecine que c'était « *un amas « indigeste de recettes toutes plus absurdes les unes « que les autres.* »

Et c'est à ces *recettes absurdes* que nous confions, sans raisonnement, notre bien le plus précieux, le rétablissement de notre *santé*, la conservation de notre *vie*.

De toutes les sciences, c'est la seule qui soit encore ce qu'elle était il y a trois mille cinq cents ans. Pas un seul progrès ne peut être constaté pendant ces trente-cinq siècles, dans l'art proprement dit de *guérir* les maladies (Bichat).

Guérir ! voyez-vous, c'est un mot terrible pour tout

médecin qui, rentrant en lui-même, osera se demander où aboutissent toutes ses connaissances. Guérir! c'est la tête de Méduse. Sans ce mot la médecine serait une science complète, exacte. On aura beau être savant en anatomie, en physiologie, en pathologie, etc., etc., ce n'est pas assez. Permettez-moi une comparaison. L'art de la guerre consiste-t-il seulement à connaître l'ennemi, le nombre de ses troupes, sa position, sa marche, ses progrès, etc.? Il y a encore à connaître les moyens de le vaincre sûrement et complètement.

LETTRE DEUXIÈME.

On a classé les maladies comme les régiments, sans s'apercevoir que pas une ne ressemble à une autre par la totalité de ses caractères ou symptômes. On en a fait autant des substances médicales d'après leurs effets les plus apparents et les plus généraux.

Il n'est pas étonnant alors que le même médicament, administré dans ce qu'on regarde comme les mêmes maladies, produise des effets différents dans chacune et insuffisants dans toutes (lorsqu'il ne se trouve pas contraire).

Il n'est pas non plus étonnant qu'il ait paru tant de systèmes dont chacun se posait comme assis sur des *principes incontestables.*

Puis d'autres systèmes différents entre eux et même

opposés, sont venus à leur tour avec d'autres *principes incontestables.*

Enfin, et toujours ainsi depuis des siècles, on a varié de *système* et de *principes incontestables,* mais qui toujours aussi ont été appelés médecine **exacte**, traitement *rationnel.* C'est à n'y pas croire !

Mais tout cela très consciencieusement et très sérieusement. Dans chaque système, les malades ont espéré la guérison, jusqu'au moment où l'on cesse d'espérer et souvent de souffrir.

Des hommes du plus grand talent, du plus grand mérite se sont consumés dans des essais continuels et sans pouvoir arriver à établir une règle quelconque un peu fixe. Pourquoi? c'est parce qu'ils étaient dans une mauvaise route, dans un *impasse* qui ne menait sûrement à aucun but.

Il n'était venu à la pensée d'aucun d'eux qu'il fallait changer de route et prendre un point de départ fixe, invariable dans les lois de la nature. Mais pour cela, il fallait étudier la nature plus que les livres, et c'est ce qu'on n'a jamais fait !

Un homme, un génie est venu. Après avoir parcouru cette même route pendant longues années, il a reconnu l'*impasse* où s'usait la vie des savants et plus vîte encore celle des malades qu'on y traînait.

En compulsant les écrits de tous les temps et de tous les savants, Hahnémann a vu que chacun de ces savants avait découvert quelque petite partie d'une vérité générale qu'ils avaient souvent pressentie. Il a découvert, lui, cette vérité générale et y a ajouté d'autres découvertes précieuses.

Il a vu 1° que ce qu'on appelait maladie n'était *jamais* qu'un symptôme ou une réunion de symptômes visibles, d'une altération invisible du principe vital qui lui-même est invisible et insaisissable ;

2° Qu'on ne pouvait guérir cette altération ou maladie qu'en même temps qu'on faisait disparaître tous les symptômes visibles et appréciables, qui sont identiques, intimes avec cette altération ;

3° Que chaque altération du principe vital ne pouvait être guérie que par des *spécifiques* ;

4° Que chaque substance médicale était un spécifique pour un cas quelconque ;

5° Que toute substance n'était médicamenteuse qu'à la condition de produire dans l'organisme une modification quelconque plus ou moins prompte, plus ou moins sensible ;

6° Que toute substance médicamenteuse produisait chez l'homme sain les mêmes symptômes qu'on remarquait dans les maladies que cette substance était apte à guérir ;

7° Qu'enfin il fallait découvrir ces spécifiques nombreux comme les maladies qu'ils étaient appelés à guérir.

Et il les a découverts en grande partie, ainsi que *la loi* suivant laquelle ils agissent, et les *doses* auxquelles on devait les administrer.

Ainsi que je viens de vous le dire, il a découvert la vérité générale en réunissant les vérités partielles découvertes dans tous les temps.

Après trente ans d'expérimentation et de succès, Hahnémann avait doté le genre humain de l'art de guérir toutes les maladies *doucement, promptement et radicalement.*

L'homœopathie existait donc dès cet instant et opérait des merveilles qui ont attiré l'attention des amis et des ennemis du progrès.

Je passerai sous silence les persécutions de tout genre que le grand homme a eu à subir et sous lesquelles il eût peut-être succombé avec sa doctrine, si un prince d'un esprit élevé, *le duc souverain d'Anhalt Kœthen* ne l'eût appelé dans ses états et n'eût protégé le génie et ses principes nouveaux, en l'entourant d'honneurs mérités.

Hommage de profonde reconnaissance à *Frédérik Ferdinand!* Désirons qu'il trouve des imitateurs parmi les princes.

Cent ans plutôt, Hahnémann eût eprouvé le sort de Galilée, de Christophe Colomb, de Causse, de tous les inventeurs *utiles* enfin.

Effrayé, après soixante ans de succès, de l'immense distance qui le séparait des savants justement honorés, il se prenait quelquefois à douter de la réalité de sa découverte. Mais un coup-d'œil jeté autour de lui, dans la nature, la certitude des succès obtenus dans tant de cas désespérés, les témoignages de reconnaissance nombreux comme ses traitements et qui lui étaient adressés de toutes parts, tout, enfin, le rassurait de nouveau, et de nouveau encore il remuait cette masse de principes fixes et certains, dont il a confié la propagation aux hommes de tête et de cœur de tous les pays.

La France sera-t-elle encore la dernière à jouir des bienfaits de cette découverte?

LETTRE TROISIÈME.

L'homœopathie est donc (outre le point de vue nouveau sous lequel nous considérons toutes les maladies), l'art de guérir *doucement, promptement* et *radicalement* une maladie quelconque, par un ou plusieurs spécifiques contre cette maladie.

Répondant à vos questious, à savoir : si on a quelquefois guéri radicalement par l'ancienne médecine, je vous dirai hardiment : *Oui, on a guéri*. Mais c'était par des moyens homœopathiques que, dans des essais et sans le savoir, on avait employés à tout hasard ; et sans rechercher la loi suivant laquelle les médicaments avaient réussi.

Voici quelques citations prises au hasard et qui, appuyant cette opinion, vous confirmeront dans l'excellence de la découverte d'Hahnémann.

La suette anglaise qui, en 1485, suivant *Willis*, sur cent malades en tuait quatre-vingt-dix-neuf, ne put être domptée que par les sudorifiques, auxquels on n'arriva qu'après l'essai de tous les médicaments, ainsi que le remarque Sennert (1).

Un flux de ventre, qui avait duré pendant plusieurs années et qui menaçait d'une mort certaine, fut guéri d'une manière rapide et durable par un individu qui voyant l'impuissance des médecins, fit prendre un purgatif, ainsi que l'a observé *Fischer*, à son grand étonnement (2).

(1) *De Febribus*, IV, cap. 15.
(2) *Hufeland*, journal für practische. Arzneikunde, XIII, I.

Quelques auteurs, et entre autres *Georgi*, ont observé que l'usage de l'agaric, qui, chez les Kamtchadales, produisait le tremblement, les convulsions et le mal caduc, fut employé avec succès contre ces maladies par *Ch.-S. Whistling* (1) et par *J.-Ch. Bernhardt* (2).

Si, *G.-E Stahl*, *Buchwald* et *Loeseke* ont trouvé la mille-feuille utile dans plusieurs flux de sang et dans les hémorragies de la veine hémorroïdale ; si les *collections de Breslau* et *Quarin* citent des crachements de sang guéris par cette plante ; enfin si *Thomasius*, dans *Haller*, l'ont employée avec succès dans des flux de matrice, ces causes doivent être rapportées à la vertu qu'a cette plante de produire des écoulements et des pissements de sang, ainsi que l'ont remarqué beaucoup d'auteurs, et entres *Boëkler* (3).

La remarque de *Murray* (4), que l'huile d'anis calme les maux de ventre et flatuosités causées par des purgatifs, ne nous étonne pas, sachant que *J.-P Albrecht* (5) a observé des douleurs d'estomac, et *P. Forest* (6) des coliques violentes causées par l'huile d'anis.

Stoerk a vu souvent le dictame produire une secrétion d'un flux tenace de pituite, et il s'étonnait que cette même racine pût guérir des flueurs blanches chroniques (7).

(1) Dissert. de vit. agar musc. jen 1718, p. 13.

(2) Chym. Vers . u. Erfahvrz, Leipz. 1754, obs. 5, p. 324, *Gruner*, Diss. de virib. agar musc. Jen 1778, p. 13.

(3) Cynosura Mat. méd. cont. p. 552.

(4) Appar méd. édit. sec II, p. 221.

(5) Misc. Nat Cur. Dec. II. Ann. 3. Obs. 169

(6) Observ. et curations, lib. 2.

(7) Libell. de Flamm. Jovis, Vienne, 1769. Cap. 2 ibid. Cas. 9.

Stoerk (1) n'aurait pas dû non plus s'étonner d'avoir guéri un espèce d'exanthême général, chronique, humide, galeux, avec la clématite, ayant vu lui-même que cette herbe produisait des boutons galeux sur tout le corps.

D'après *Murray* (2) l'euphraise a pu guérir des yeux chassieux et une espèce d'ophtalmie, et *Lobelius* (3) a observé que cette plante produisait ces affections.

J.-H. Lange (4) a souvent employé avec succès la noix muscade pour combattre les défaillances hystériques. Selon *J. Schmid* (5) et *Cullen* (6) cette substance produit des défaillances hystériques.

De même pour le souffre, l'acide nitreux, l'arsenic, le cuivre, l'étain, etc., etc., etc.

Enfin j'ai sous les yeux plus de six cents observations de ce genre, sur lesquelles Hanhemann s'est appuyé, qui prouvent que lorsqu'un médecin a guéri une maladie, c'est qu'il avait administré un médicament qui avait la propriété (d'après l'observation d'autres patriciens) de produire cette maladie; un médicament homéopathique, en un mot.

(1) Ibid p. 33.
(2) Appar. Medicam. édit. sec. II, p. 221.
(3) Stirp. Advers. p. 219.
(4) Domest. Brunswic. p. 136.
(5) Miscell. Nat. Cur. Dec. II. ann. 2. obs. 120.
(6) Arzneimitt. p. 233.

LETTRE QUATRIEME.

D'autres fois il est arrivé que la nature a guéri seule des indispositions *seulement* ; car jamais elle ne guérira une maladie réelle, pas plus qu'elle ne peut redresser une plante déviée par un obstacle quelconque. L'art seul peut la redresser. D'autres fois, on a cru avoir guéri parce qu'on avait déplacé le siège de la souffrance et changé la forme de la maladie.

Mais aussi-très souvent on a augmenté la maladie ou bien on l'a rendue incurable. Souvent encore on a ajouté une ou plusieurs maladies à la maladie existante. On ne peut toujours pas appeler guérison la *débilité* provenant et des émissions sanguines et de la diète. Cette *débilité* est aussi éloignée de la *santé* qu'elle l'est de la *force ;* car *force* et *santé* sont synonimes.

Ainsi dans les guérisons il y a toujours hasard ; dans les issues funestes, il y a résultat d'une médication sans règles fixes, aveugle, en un mot.

Or, toute science qui donne tout au hasard, n'est pas une science, dans l'acception du mot. Ce serait tout au plus la science d'exploiter le hasard.

Supposons que quelques médecins privilégiés, qui, par leur talent réellement supérieur et par leurs immenses connaissances sont presque des génies, supposons, dis-je, qu'ils parviennent à obtenir un certain nombre de guérisons. On ne devrait attribuer ces succès qu'à la supériorité de ces mêmes hommes et non à la science médicale elle-même, puisque sans eux tout succès disparaît.

Appellerait-on les mathématiques une science si les Lacroix, les Francœur, les Poisson, les Arago, etc., avaient été seuls initiés à ses mystères. Après eux il n'y aurait plus de mathématiques.

En médecine, tout le monde n'est pas un Bouillaud, un Récamier, un Rostan, un Marjollin, un Gerdy, etc., etc., un prince de la science enfin.

Seulement comme dans toutes les sciences et dans tous les arts, il y aura en homœopathie des *manœuvres*, des *artisans* et des *artistes*.

Mais au moins nos manœuvres ne tueront pas, et ils guériront *doucement*, plus ou moins *promptement*, plus ou moins radicalement, car ils sont dans la bonne route.

Peut-on en dire autant des manœuvres de l'ancienne médecine, qu'on appelle quelques fois du nom dégradant et plus ou moins mérité de *massacres* ou *d'assassins*.

Nos manœuvres guériront 1° *doucement* ; car nos médicaments agissent *doucement* ; 2° plus ou moins *rapidement* ; car les médicaments étant administrés suivant la totalité plus ou moins complète des symptômes, il y aura toujours une plus ou moins grande partie de l'altération du principe vital (maladie) qui aura été détruite.

Les artisans en homœopathie seront des bienfaiteurs de l'humanité, et les artistes des demi-dieux, qui feront plus pour cette même humanité souffrante que les génies de l'ancienne école. En toutes sciences on doit préférer le *mieux instruit* au *plus instruit*.

LETTRE CINQUIEME.

Vous concevez déjà que la médecine consistera alors, je le répète à dessein :

1° Dans la connaissance complète de *tous* les symptômes d'une altération de la santé; symptômes qui, décrits *complètement*, donnent *l'image complète* de la maladie ;

2° Dans la connaissancce approfondie du médicament reconnu spécifique contre chaque maladie (connaissance de son action);

3° Dans la connaissance de la *dose* et de la *durée* d'action de chaque médicament, suivant sa dose.

Alors il doit y avoir toujours succès certain , puisque l'effet de chaque médication est prévu, déterminé par des règles fixes et invariables, comme celles de la nature sur lesquelles, elles sont basées , *entées* pour ainsi dire.

Mais, me dites-vous, le médecin homœopathiste ne peut-il pas se tromper?

Oui, il peut se tromper ; car dans les choses les plus usuelles et les plus faciles, l'homme est sujet à erreur. Mais, au moins, si une erreur est commise, il n'en résultera aucune souffrance, ni aucun danger pour le malade, (voy. p. 32) cela de l'aveu de tous nos adversaires.

N'est-ce pas déjà un immense avantage pour les malades ?

En peut-on dire autant des erreurs commises dans l'ancienne médecine avec ses saignées, ses sangsues, ses vésicatoires, cautères, cétons, synapismes, avec ses

vomitifs, purgatifs, son opium, son mercure, etc., etc.
enfin avec ses moyens violents et dangereux, même pour
la santé la plus robuste, à cause des doses exorbitantes
employées par cette école?

Réfléchissez aux suites d'erreurs avec ces moyens
homicides, employés sans certitude, sous forme d'essai,
avec tâtonnement indispensable et continuel.

Un médecin appelé après dix ou quinze autres à
traiter une maladie chronique, s'enquit d'abord des
traitements suivis jusqu'à lui, afin de les éviter. Il ne
cherche donc pas ce qu'il faut faire, mais ce qu'il ne
faut pas faire. Ensuite il *tente* d'autres traitements.

J'ai entendu un homme du plus grand mérite dire,
qu'on devrait payer double un médecin qui ne vous
avait pas rendu plus malade.

Vous m'amenez à dire que la médecine ancienne,
comme moyens *certain* de guérir, n'existe pas, ou que
si elle existe, ce n'est que dans l'intérêt des médecins,
mais non dans celui des millions d'êtres souffrants qui
sollicitent les secours de la science.

————ↄ◦————

LETTRE SIXIÈME.

Je tâcherai de répondre à toutes vos questions, objections, observations etc., etc.

Oui, toute personne pourra arriver à exercer avec distinction, c'est-à-dire avec succès (pour les malades, en-
tendons nous) la médecine homœopathique.

1° Parce qu'elle est établie sur des bases fixes, vraies,

lucides, sur des règles faciles à vérifier dans la nature par tout le monde et dans le traitement par le praticien; parce qu'ainsi elle est accessible à toutes les intelligences;

2° Parce que la simplicité de cette doctrine permet d'étendre avec fruit les études à tous les moyens thérapeutiques que la nature a mis autour de nous, à notre portée, pour guérir toutes les maladies *doucement*, *promptement* et *radicalement*.

Non, tout le monde ne voudra pas être médecin par suite de cette facilité d'études de la médecine nouvelle, pas plus que tout le monde ne veut pas être mathématicien, ébéniste, avocat, horloger, etc.

Tout le monde ne peut pas prendre la même profession.

Seulement tout le monde pourra apprécier l'exactitude de la médecine nouvelle, quoique l'ancienne se dise *exacte*. On l'appréciera quand on verra autant de guérisons que de traitements ; que, sur cent praticiens consultés, dans le même cas, tous suivront la même marche, de même que cent mathématiciens s'entendent sur la solution du même problême.

Consultez *cent* ou *mille* médecins de l'ancienne médecine, vous aurez *cent* ou *mille* avis différents, *cent* ou *mille* prescriptions variées à l'infini.

Quel sera le *bon* parmi tous ces avis contraires? Quel sera la prescription qui devra mener *sûrement* à une *complète*, à une *radicale* guérison?

Cependant chacun de ces traitements si opposés sera appellé *rationnel* et fait partie de médecine *exacte!!* Ne riez pas ; c'est imprimé partout.

LETTRE SEPTIÈME.

Vous demandez si nous pouvons guérir *seulement* les maladies *chroniques.*

On appelle ainsi celles qui n'ont pu être guéries lorsqu'elles étaient à l'état aigu (Bouillaud).

Il y a au moins deux mille affections *chroniques* contre une affection *aigüe.* (Bouillaud).

Il est assez naturel d'en couclure que ce sont deux mille cas d'insuccès qu'on doit attribuer à l'ancienne médecine (Bouillaud).

Pensez vous que, lors même que nous ne pourrions guérir que les *maladies chroniques,* notre lot (je veux dire le lot de l'humanité), ne serait pas déjà fort avantageux?

Mais on est d'accord sur ce point que l'homœpathie peut guérir ce que l'allopathie n'a pu guérir (*les maladies chroniques*).

D'après cette vieille maxime, toujours nouvelle « *qui péut le plus peut le moins,* » notre médecine pouvant guérir dès maladies *compliquées, empirées,* et *désespérées,* pourquoi ne pas conclure qu'elle peut guérir encore plus *doucement,* plus *facilement,* plus *sûrement* les maladies aiguës. C'est même là qu'est son triomphe.

En effet, nous employons des spécifiques pour chaque affection, qu'elle soit chronique ou qu'elle soit aiguë.

Il ne convient pas de citer quelques-uns des nombreux exemples des guérisons désespérées que nous obtenons tous les jours.

Vous avez été à même d'en connaître dans votre famille.

Je me bornerai à vous dire que jamais le traitement dans une fièvre cérébrale prise à temps, n'a duré plus de 7 à 9 jours, *sans convalescence*;

Que jamais il n'a duré plus de ce temps dans une fluxion de poitrine ou une pleurésie prise à temps, *sans convalescence*;

Que jamais dans une affection *Rhumatismale* aiguë des articulations, il n'a dépassé 7 jours, que souvent, il n'a pas duré plus de 3 jours.

Jamais une *esquinancie*, une *bronchite*, une *angine* n'ont exigé plus de 5 à 6 jours de traitement.

Enfin *constipations, dissenteries c   niques* etc. Ont toujours été guéries en 3 ou 5 jours, sur cent cas, cent guérisons.

Je viens d'offrir à plusieurs de nos confrères l'occasion de vérifier par eux-mêmes la promptitude des guérisons. Il y a aujourd'hui 6 jours, j'ai été violemment atteint d'une fluxion de poitrine, compliquée d'une pleurésie (pleuro-pneumonie), le 3e jour j'ai mangé la cotelette, le 4e j'ai doublé la ration et hier je suis sorti vêtu avec précaution. Je suis à peu près guéri au moment où j'écris ces lignes.

L'homœpathie remédie même aux embonpoints exagérés sans nuire à la santé, elle peut guérir de la maigreur la plus excessive, des rousseurs à la face, de la couperose etc.

Quand on a eu l'occasion de connaître toutes ces cures on ne peut plus comprendre que l'homœpathie ait trouvé et trouve encore des opposants ; quant aux détracteurs, il y en aura toujours de tout ce qui est *bon, juste* et *vrai*.

LETTRE HUITIÈME.

Vous ne vous étonnez plus, dites-vous, de la guerre qui nous est déclarée, puisque c'est la ruine des médecins, des pharmaciens, herboristes, droguistes, etc., etc.

Ils auraient tort de s'alarmer. La vérité ne prend pas si vite parmi les hommes et surtout dans notre beau pays de France. Il n'y a que les gens sensés ou ceux qui sont abandonnés et s'ennuient de souffrir, qui essaieront enfin de l'homœopathie et encore ne le feront-ils qu'en tremblant, quoiqu'ils aient affronté hardiment les traitements cruels de l'ancienne école. Et quand bien même l'homœopathie viendrait, par exception, à être adoptée rapidement, l'humanité ne doit elle pas l'emporter sur l'intérêt pécuniaire de quelques hommes isolés ?

Jusqu'au jour où notre doctrine sera passée dans les mœurs en triomphant de l'erreur qui fait tant de victimes, malheur à l'homœopathe qui, appelé comme toujours, au dernier moment, lorsque le malade n'offre plus de ressources, verra succomber ce malade. Ce sera lui qui l'aura *tué*. Eût-il même jugé ses soins inutiles, comme trop tardifs, il sera accusé d'avoir causé la mort du malade. Ceci m'est arrivé : je fus appellé dernièrement près d'un malade qui exhalait le dernier soupir, au moment où j'arrivais ; deux jours après j'entendis, dans un salon, accuser l'homœopathie de l'avoir tué. On l'affirmait presque sur l'honneur. Il me fallut enfin, par mes explications, donner un démenti formel et motivé à cette assertion calomnieuse.

C'est l'histoire de tous les jours, comme c'est l'histoire de toutes les luttes.

Cependant de l'aveu de tous les médecins, l'homœopathie ne peut pas faire de mal ; à plus forte raison elle ne peut pas tuer.

Mais l'ignorance et la mauvaise foi peuvent toujours tuer la logique. C'est plus commode.

LETTRE NEUVIÈME.

Je conçois que notre manière d'envisager les maladies nécessite de nouvelles explications. Je répondrai à votre question : qu'entendons-nous par *maladie* ?

Relisez la lettre (2°...) et vous déduirez aisément de son contenu, que la vie ne consiste pas dans les organes eux-mêmes , comme l'enseigne l'ancienne école ; mais bien dans un principe inconnu, invisible, insaisissable, que j'appellerai *âme*, si vous le voulez, principe qui anime les organes et se manifeste par eux (1).

Toute lésion ou altération de ce principe se manifeste nécessairement par l'altération des organes. Voilà pourquoi nous n'avons à bien étudier que les altérations ou symptômes principaux, secondaires et concomitants que nous offrent les organes et leurs fonctions pour y appliquer les remèdes *reconnus spécifiques* ; c'est-à-dire convenables à la guérison radicale de ces altérations, d'après ce principe de la nature : *Similia similibus curantur*. Car il y a concordance, intimité entre l'altération du principe vital, insaisissable, et celle des organes, saisissable, appréciable. En effet, on juge qu'un incendie est éteint, lorsqu'il ne donne plus ni flamme, ni chaleur, ni fumée. Éteindrait-on cet incendie en jetant de l'eau seulement sur la fumée ou sur la flamme, ou sur la chaleur seule ?

Dès lors nous ne guérissons plus des catégories ou des noms. Je m'explique ; pour nous il n'y a ni fluxions de poitrine, ni dysuries, ni constipations, etc., etc. Il y a des symptômes d'une altération, ou maladie du principe vital, préexistant à l'organisme.

Ces dénominations sont utiles, je l'avoue, pour s'entendre sur le siége, et la forme générale de la maladie ; mais elles sont nuisibles, si, lorsqu'il s'agit de leur appliquer le traitement, on considère comme semblables toutes les fluxions de poitrine, par exemple ; car toute affection varie dans chaque cas, et de même qu'il n'y a pas deux grains de sable absolument pareils sur les

(1) Ὄργανον (outil, instrument).

bords de la mer, de même il est impossible de trouver deux fluxions de poitrine qui présentent absolument les mêmes symptômes. Il en est ainsi de toutes les autres maladies. Cent causes différentes peuvent produire une rétention d'urine, ou une dyssenterie, ou une ophtalmie, etc., etc.

Il faut donc que le médecin pour être rationnel, applique autant de traitements différents qu'il y a de différences entre les symptômes principaux, secondaires et concomitants.

L'ancienne médecine, en indiquant un traitement uniforme, pour chacun des cas indiqués ci-dessus, traite donc de la même manière des noms, des catégories, c'est-à-dire des choses qui n'ont d'autre rapport, ou ressemblance que le nom.

C'est cette distinction nécessaire entre les maladies différentes par leurs symptômes, quoique semblables en apparence, qui procure tant de guérisons à l'homœopathie, et assure son triomphe plus ou moins prochain sur l'ancienne école qui échoue toujours plus ou moins complètement.

LETTRE DIXIÈME.

« Rien n'est moins sûr qu'un
« cavalier sur deux chevaux. »

SCARRON.

Vous vous étonnez que nous n'ordonnions qu'un seul médicament à la fois.

Examinons de quelle manière procède l'anciennne médecine :

Ne connaissant ni la valeur réelle du médicament, ni sa valeur relative, ni sa durée d'action, ni la loi suivant laquelle il opère, (*Similia similibus curantur*), la médecine, dite organique, obligée d'agir par voie d'essais, a cru alors, qu'en amalgamant un certain nombre de substances médicales ensemble, il se pourrait que l'une d'elle fût favorable à la guérison.

Absolument comme un chasseur inexpérimenté mêle du plomb de divers numéros, depuis le plomb à loup jusqu'à la cendrille, dans l'espoir que le *hasard* fera trouver le gibier sur le trajet de l'un ou de l'autre de ces projectiles.

Dans le cas de traitement médical, [si ce n'est pas la maladie qui est anéantie, il se peut que ce soit le malade. Et de toute nécessité, il en doit être ainsi ; puisqu'une substance n'est dite médicamenteuse, qu'à la condition de modifier l'état de l'organisme et ainsi de donner une maladie quelconque. Or, tout médicament donné à haute dose qui n'a pas guéri, doit avoir donné une autre maladie. Sans cela il ne serait pas *médca-ment*.

Il y a peu de jours, un malade me remettait deux ordonnances de deux médecins. Il y avait ensemble dans la même ordonnance deux médicaments reconnus, antidotes l'un de l'autre. « *Bene trovato !* » J'ai été saisi d'un fou rire scandaleux.

Si le hasard favorise le médecin et le malade en guérissant la maladie, à quel médicament attribuera-t-il la guérison? Certes, il y aura eu un médicament homœopathique ; mais lequel ?

Vous le voyez c'est un dédale ; où l'on ne trouve pas le moindre fil pour se guider, et cela dans une science qui a besoin de tant de précision pour être réellement à utile l'humanité.

Aussi, après un système, un autre système, et toujours ainsi depuis 3,500 ans.

Notez qu'à très peu d'exceptions près, on n'est jamais sorti des saignées, vésicatoires et cautères (qui ne sont qu'une saignée continuelle); des moxas, vomitifs, onguents, etc., le tout adapté à toutes les maladies.

L'homœopathie n'a besoin d'employer qu'un médicament à la fois, parce qu'elle sait à combien et à quels symptômes d'une maladie ce médicament s'adresse, et quelle sera sa durée d'action. Par suite elle connaît aussi les effets de sa réaction.

En continuant la même comparaison que ci-dessus, c'est un tireur sûr de son coup d'œil, connaissant la portée de son arme et de sa charge, qui n'emploie qu'un seul projectile.

LETTRE ONZIÈME.

Votre lettre insiste sur l'étrangeté de nos doses si minimes, j'essaierai de vous éclairer à ce sujet.

En employant des médicaments à hautes doses, que fait l'ancienne école ?

Si le médicament n'est pas convenable à la guérison radicale (n'est pas homœopathique), il ajoute une ou plusieurs maladies à l'ancienne qui pour un moment paraît se calmer ; mais qui, comme c'est prouvé, revient de plus belle.

En effet, l'organisme s'assimile la substance médicamenteuse ingérée qui reste ainsi dans l'organisme et *l'affecte* lui-même.

Cette loi de l'assimilation a été démontrée par le docteur Flourens qui, ayant nourri un animal avec du safran, trouva colorée par le safran la couche d'os, formée pendant le temps d'assimilation. Après quelques temps d'une nourriture ordinaire, une couche blanche s'était formée ; et enfin, après une nouvelle addition de safran aux aliments, une seconde couche jaune avait paru sur la couche blanche précédente.

Nourrissez un lapin avec des choux et un autre avec du serpolet, du thym, etc., la chair du premier sentira les choux, celle du second aura le parfum du serpolet et du thym, etc.

Si vous habitez un appartement où l'on respire l'odeur d'essence de thérébentine, votre urine sera odoriférente, etc., etc.

Il doit en être ainsi de la rhubarbe, du séné, des iodures, de l'opium, du mercure, etc., qui infectent l'organisme lorsqu'il sont donnés à doses élevées.

J'ajouterai que ces médicaments à hautes doses, fussent-ils même homœopathiques (convenables à la guérison de la maladie), il y aurait encore continuité d'action de leur part et par suite continuité de la maladie, c'est-à-dire *guérison impossible*.

Il y a donc danger réel dans l'emploi des hautes doses ; soit qu'on se trompe dans le choix du médicament ce qui donne d'autres maladies ; soit que par *hasard* il se trouve convenable (homœopathique), car il entretiendra et enracinera, pour ainsi dire, la maladie.

Il n'en est pas ainsi de l'homœopathie qui, d'après ce que je viens de dire sur l'étude qu'elle a faite des médicaments, peut prédire avec certitude, au lit des malades, les divers symptômes qui se manifesteront par suite de l'action de ces médicaments. Nous procédons par doses si infinitésimales, qu'en supposant l'erreur possible, le médicament ne ferait *aucun effet* par ce qu'il ne pourrait subir la loi d'affinité (voir la lettre 13ᵉ), on n'en ferait qu'une de trop courte durée pour affecter l'organisme d'une manière sensiblement durable. En outre, il serait *bientôt* éliminé par la force vitale qui a hâte de se débarrasser de ce qui lui nuit, ou seulement la contrarie.

D'après cet aperçu vous devez voir clairement que tous les avantages sont en faveur de la méthode homœopathique, qui n'emploie que des doses infinitésimales reconnues *suffisantes* pour guérir (voir la lettre 14ᵉ), et qui connaît l'action de ces doses et la durée de leur action dans les divers cas.

En terminant, permettez-moi d'appuyer encore sur la spécificité des médicaments homœopatiques.

LETTRE DOUZIÈME.

> « En exigeant qu'on suive telle ou telle
> « route, les maîtres abrutissent au
> « lieu d'instruire. »   (JACOTOT.)

Il est tout naturel que vous désiriez savoir comment on a pu arriver à trouver la spécificité des médicaments, et comment on a pu les étudier autrement qu'on ne les a étudiés jusqu'ici dans l'ancienne école.

Je vous raconterai une petite histoire qui répondra parfaitement à votre question.

Un sauvage de l'Amérique, arrivé en Europe et désirant au bout de quelque temps étudier l'art de la peinture, fut adressé à un professeur en renom, qui commença par lui enseigner, comme de raison, les noms des couleurs. Puis, voulant lui en faire connaître la valeur spéciale et la valeur relative, il lui confia différens fonds bariolés, marbrés et barbouillés de toutes teintes, nuances, etc., etc.

Notre écolier, après avoir essayé pendant longtemps chaque couleur sur tous ces fonds barbouillés, n'en était pas plus avancé que le premier jour.

En effet, le jaune lui donnait autant de *teintes*, de *nuances* et de *tons* différens, qu'il y avait de *teintes*, de *nuances* et de *tons* divers sur les fonds barbouillés eux-mêmes ; il obtenait la même diversité dans l'emploi du rose, et de toutes les autres couleurs enfin.

Or, prêt à abandonner des études où il ne faisait aucune acquisition réelle, il lui vint à l'idée, pendant que le professeur était absent, de faire ses essais sur des fonds blancs. Grande fût sa joie en voyant que chaque couleur lui donnait la *même nuance* sur chaque fond *blanc* ou *pur*, et sur tous les fonds *blancs* ; de même pour le rose, de même pour toutes les autres couleurs. Il était fixé sur la valeur *absolue* et sur la valeur relative *de chacune* et *de toutes* les couleurs. *Lux facta est.*

Mais grande fût la colère du professeur qui le déclara incapable d'exercer l'art de la peinture.

Cet étudiant avait en effet manqué à l'ordre établi dans l'école.

Cette histoire est véridique, je vous l'affirme. J'ai autant de témoins qu'il y a de médecins et d'étudiants en médecine; car les *couleurs* sont les *médicaments* ; les fonds *barbouillés* sont les *maladies* ; les fonds *blancs* ou *purs* sont les hommes *sains*.

C'est vous dire que les homœopathistes ont étudié l'action (la valeur) et la durée d'action des médicaments sur les hommes *sains*. Or, les observateurs homœopathistes *de tous les pays*, ayant obtenu les *mêmes effets* de *tous* les médicaments, par une longue suite d'expérimentations *pures*, ont été définitivement fixés sur la valeur *réelle* et infaillible des médicaments étudiés, tant sous le rapport de leur action, que sous celui de la durée de leur action.

Ce n'est pas ainsi, vous le savez, et il s'en faut du tout au tout, qu'on étudie depuis 3,500 ans les médicaments dans l'ancienne école ; si on appelle *étudier*, les regarder, et les goûter. Il suffit qu'on sache l'origine, la famille et l'aspect du médicament ainsi que l'effet le plus apparent qu'il produit en général. Alors il est dit ou *purgatif*, ou *diurétique*, ou *emménagogue*, ou *antiphlogistique*, etc.

Mais de son action *réelle, intime, complète*, de la loi suivant laquelle il *agit*, de la durée de son *action*, pas un seul mot.

Quant aux cas où le médicament doit être appliqué, c'est une bien autre incertitude.

J'ai entendu le docteur Marjollin dire dans une de ses leçons à la Faculté : « *Pendant trente ans, j'ai suivi* « *les règles indiquées par mes professeurs, eh bien !* « *pendant trente ans j'ai pataugé. Alors, je me suis*

« *fait une méthode de prudence qui m'a été d'un grand*
« *secours.* » Et une autre fois, à propos des saignées et
sangsues à employer comme l'exige l'École : « *A force*
« *de tirer du sang, il ne reste plus de ressources. Alors*
« *comment vous appuyer sur la nature qui vous fait*
« *défaut par votre imprévoyance. Sont-ce les vési-*
« *catoires que vous employez ? Mais ils agissent pen-*
« *dant vingt-quatre heures, et comme révulsifs seule-*
« *ment. Passé ce temps, ils affaiblissent le membre sur*
« *lequel ils sont appliqués, et par suite le malade lui-*
« *même.* »

Encore une citation des paroles du même professeur :
« *Il y a deux choses très difficiles, très difficiles en*
« *médecine, je dirai même…. enfin très difficiles. C'est*
« *de bien connaître les maladies et de les guérir.* »
(Hilarité générale et approbation).

Personne n'a jamais mis en doute la franchise con-
sciencieuse et la loyauté du vénérable professeur.

Ainsi, excepté sept, huit ou dix médicaments, se ha-
sarde-t-on rarement à en employer d'autres. Il y a peu
de temps, les émissions sanguines et l'eau gommée
étaient seuls de mode pour la guérison de toutes les maladies, pour tous les âges, sexes et tempéraments.

Il a fallu quinze ans de résultats funestes pour ouvrir les yeux sur ces assassinats légaux, et pourtant
vraiment consciencieux. C'était trop tard pour l'humanité.

LETTRE TREIZIÈME.

« Vous voyez juste vraiment ; car
« vous voyez comme moi. »
LE PRÉSOMTUEUX. (Comédie.)

Je reviens, puisque vous le voulez, sur l'emploi des doses infinitésimales.

L'excellent docteur H*** que j'estime de tout mon cœur comme homme, ne devrait jamais parler médecine ; car, ainsi que vous le disiez un jour, il serait capable de se vendre et livrer, tant il a de naïveté.

Il traite d'absurdes nos doses infinitesimales, parce que cela répugne à *sa raison*.

Bien jugé, bien prononcé !

C'est encore une chose que, comme grand nombre de personnes, il a omis d'étudier que *sa raison*. Il la prend pourtant pour mesure de la raison des autres !!!

Ce cher confrère a donc une bien haute idée de la sienne. C'est dire : « Ceux qui voient autre chose « que ce que je vois, ou qui voient cette chose autre- « ment que je ne la vois (quoique je l'aie à peine re- « gardée), sont dans l'erreur et dans l'absurde. Ma « raison s'en révolte. »

Si ce n'est pas modeste, c'est naïf ; et c'est pourtant le raisonnement général de *la raison*, de nos adversaires.

Veuillez donc, lorsqu'il ira dîner au château, lui poser ces questions.

Comment se fait-il que des spasmes ou une défaillance cèdent à l'odeur du vinaigre, de l'eau de fleur d'oranger, ou de l'eau de Cologne? Ces substances sont à peine flairées, et cependant elles modifient instantanément l'état de l'organisme.

Comment la dose infinitésimale du virus vaccin produit-elle tous les symptômes de la petite vérole?

Ne sait-on pas qu'une personne qui a paru une seconde dans un appartement, où gît un malade atteint de cette affection, peut *emporter* elle-même la maladie.

Comment se fait-il qu'une personne soit impressionnée par l'odeur d'une pomme ou d'un melon qu'elle ne peut voir, et cela, jusqu'à se trouver mal? (ainsi que le rapportent *Hunter, Dawidson, Simpson* et plusieurs autres témoins de ce fait, ou de faits analogues).

Votre docteur pourra-t-il vous expliquer la mort produite par une joie très vive, ou par une nouvelle fâcheuse?

Ne sait-il pas, le cher confrère, qu'un homme qui a touché une lettre écrite par un pestiféré, est sujet à être atteint de la peste?

Il vous répondra que l'expérience a constaté ces faits et que l'intelligence reste inhabile à les expliquer d'une manière *complète*.

Cette réponse est précisément celle que je pourrais me contenter de vous faire. Cependant vous serez plus *complétement* édifié à ce sujet.

Peu importe que cela soit on ne soit pas compris. Cela *est*; l'expérience de chaque jour le prouve surabondamment.

Permettez-moi, en finissant cette lettre, de vous faire

observer qu'il ne faut pas juger de l'action *réelle* d'un médicament, par l'effet plus ou moins promptement sensible qu'il produit.

Beaucoup de personnes croient fermement qu'un purgatif, par exemple, qui a produit un effet très violent, est plus efficace pour la guérison que celui qui agit lentement, doucement et presqu'à l'insu du malade. C'est confondre l'action avec la manière dont elle se manifeste.

On voit une montre dérangée, par un obstacle ; mais on n'a jamais pensé à la réparer par des mouvements violents. La nature d'ailleurs n'opère qu'avec une *dose* de temps plus ou moins grande.

De même qu'il ne faut pas de force, mais seulement de la précision pour enfiler une aiguille, de même, pour guérir une maladie, le médicament n'a besoin que d'être appliqué (*choisi*) avec précision, quant à la nature de son action sur l'organisme ; c'est-à-dire, qu'il lui suffit d'être spécifique contre cette maladie.

LETTRE QUATORZIÈME.

Cette lettre est le complément de la précédente, elle a pour but de vous bien expliquer pourquoi nous donnons les médicaments à dose infinitésimale.

C'est avec l'admirable découverte du moyen d'expérimentation pure (voir la lettre 12e), encore une autre
obligation que l'humanité devra avoir au génie d'Hahnémann.

Ce grand homme a remarqué que les médicaments
n'agissaient pas en *raison directe* de leur masse, mais
bien au contraire en *raison indirecte*.

Ainsi, il a vu qu'un grain de quinquina en poudre
produisait *plus* d'effet, ou si vous le voulez, un *meilleur*
effet que mille grains en morceaux, et que plus la
poudre avait été triturée plus l'action était sensible avec
des doses encore plus minimes.

Il a été conduit à conclure cette vérité admirable, que
la vertu médicamenteuse, que j'appellerai *médicalité*,
était renfermée dans la molécule primitive du médicament, et que cette médicalité était développée d'une
manière incommensurable par une trituration étendue.

En prolongeant à l'infini ce travail, il a reconnu que
la matière *visible, pondérable*, abandonnait la matière
invisible, impondérable, la *vertu curative* en un mot au
véhicule employé dans cette trituration poussée aussi
loin que possible.

Alors il a doté la science de cette vérité, dont les savants ne s'étaient pas douté, que *les médicaments sont
d'autant* MIEUX *puissants* qu'ils ont été *plus* et *mieux*
divisés ; qu'ils agissent, d'autant plus instantanément,
que leur médicalité est plus complètement dégagée de
la substance médicale qui la contient.

On peut avoir un exemple approximatif de cette loi.
Une noix vomique avalée, produira peu ou point d'ef-

fet (excepté l'effet mécanique dû à son volume). Tandis
qu'une molécule de cette substance bien broyée et étendue d'eau, suffira pour amener de graves accidents.
Ainsi pour toutes les autres substances.

Du reste, n'est-ce pas sur cette loi qu'est basée l'emploi
du sulfate de quinine en remplacement du quinquina?

LETTRE QUINZIÈME.

> « Il faut en avoir appris *trop*
> « pour en savoir *assez*. »
> (Bacon.)

Je conçois que, battu sur tous les points déjà traités,
votre docteur vous ait soufflé de me demander si nous
pouvions traiter *les affections morales.*

Je voudrais bien qu'il me donnât une définition à sa
manière de ce qu'il entend par *affection morale.*

Il me dirait sans doute que c'est une lésion ou un dé-
rangement des *facultés* mentales. Resterait à s'entendre
sur la valeur du mot *faculté*, et fussions-nous d'accord,
ce qui jusqu'ici n'a pu avoir lieu entre tous les philoso-
phes, il conclurait que comme il n'y a pas lésion *visible*
des organes, il n'y a pas de guérison possible. Alors la
maladie est donc ailleurs que dans les organes, elle est
donc dans le principe vital; car vous constatez qu'il y
a maladie.

Puis la formule usitée : *c'est une affection morale* :
donnez bains, douches, saignées etc.; ou bien encore :
« *il faut attendre; le temps peut amener un change-*
« *ment.* »

C'est ainsi que raisonne l'ancienne école, qui ignore
ou n'adopte pas l'existence du *principe vital;* elle aime
mieux *les facultés.*

L'homœopathie, vous le pressentez, appuyée sur cette
donnée vraie, *le principe vital*, juge de son état de santé
par la régularité plus ou moins grande des fonctions
mentales (cérébrales).

Ainsi que je vous l'ai dit précédemment, ce *principe,*
invisible, impalpable, impondérable, réside dans l'organisme mais n'en fait pas plus partie que le bras qui a
lancé une pierre ne fait partie de la pierre.

Ce principe qui, à la mort, abandonné l'organisme,
est le seul vicié dans les affections dites *morales*, comme
dans toutes les autres affections, ainsi que l'ont reconnu
un grand nombre de savants de l'antiquité et des temps
modernes.

Ce n'est que consécutivement que l'organisme est
atteint. C'est ce dernier qui nous donne le signal et la
mesure de la lésion du principe vital, *de la maladie*, en
un mot.

Le principe vital dans les affections qui nous occupent
a été vicié par une cause morale, telle que la douleur,
la joie, l'inquiétude, la peur, etc... (c'est sans doute ce
qui a fait appeller morales ces maladies. On a pris, poé-
tiquement, la cause pour l'effet). Or, en y réfléchissant
un peu, on verrait qu'un grand nombre de substances

médicamenteuses, peuvent causer l'ivresse, la folie, la manie, l'hypocondrie, le délire, etc., etc.. D'après nos principes, *similia similibus curantur*, principe dont la vérité est éprouvée, nous avons les moyens de guérir la plupart des affections morales. En effet, ces substances doivent les guérir, par la même raison que le quinquina guérit les fièvres intermittentes. Et toutes ces substances sont connues et employées en homœopathie.

Je dis que l'homœopathie peut guérir la *plupart* des affections morales ; car s'il était survenu, par suite de la durée de la maladie, une modification dans la nature des tissus, par exemple une induration ou un ramollissement de la matière cérébrale, nul doute que la guérison ne pourrait être que plus ou moins complète.

Il est bien démontré, par des faits nombreux et journaliers, que toute affection dite *morale*, de date récente, peut être facilement et promptement guérie par l'homœopathie. Mais n'obtint-on qu'une amélioration sensible, ce serait déjà un avantage refusé à l'ancienne école, qui a dit son dernier mot dans ce cas : *C'est une affection morale.*

Nous pourions citer bon nombre de guérisons obtenues dans ce genre d'affections, mais ce n'est pas le lieu.

LETTRE SEIZIÈME.

> « Avant de lire au-dessus de ta tête,
> « apprends à voir à tes pieds. »

Notre formule « *similia similibus curantur* » a besoin, dites-vous, d'être bien expliquée pour être bien comprise. Chaque partie d'une doctrine nouvelle est dans ce cas.

Cela veut dire mot à mot : *guérir* les maladies par un ou plusieurs médicaments qui aient la vertu de produire chez des hommes sains les mêmes symptômes qui caractérisent ces maladies.

C'est ce caractère que nous appelons *spécificité (application à un cas déterminé)*.

Cette formule n'est autre qu'une loi générale de l'action des médicaments (lettre 3e), c'est-à-dire de la nature ; loi qu'on aurait pu reconnaître il y a bien des siècles, si on avait voulu étudier les médicaments comme les étudient les homœopathes.

En voici quelques exemples : lorsqu'un homme a éprouvé une courbature par excès de fatigue, qu'il se couche, il ne sera pas guéri avant longtemps ; mais que, surmontant les premières douleurs, il essaie de marcher le lendemain et fasse une nouvelle course modérée, il rentrera sensiblement soulagé. Qu'il renouvelle sa promenade et il sera guéri.

Il en est de même pour la fatigue et les douleurs qu'éprouve le cavalier novice, ou celui qui prend sa première leçon d'escrime. L'un et l'autre se trouvent guéris par le renouvellement de l'exercice qui avait presque anéanti leurs forces la veille.

Un ivrogne ne sait-il pas que, pour se rétablir des suites des excès du soir précédent, il lui suffit de prendre quelques cuillerées de vin? C'est, ce qu'en termes populaires, on appelle reprendre du *poil de la bête*. Quelquefois il lui arrive d'en prendre trop, alors il entretient la torpeur et le défaut d'équilibre (1).

Demandez aux forgerons et hommes de forges, comment ils se guérissent *radicalement* des brûlures journalières auxquelles ils sont exposés. Ils vous diront qu'en présentant de nouveau au feu la partie brûlée et douloureuse, ils sont *instantanément* et *radicalement* guéris, après avoir surmonté une souffrance volontaire.

Comment enfin les sauvages des régions glaciales, guérissent-ils un membre gelé? Par des frictions exercées sur ce membre, avec de la neige ou de la glace.

Nos médecins emploient l'eau chaude, et ils produisent infailliblement, gangrène cordée, amputation naturelle, puis mort prompte. Jamais, au grand jamais, ils n'ont obtenu d'autre résultat. Cependant, ils persistent sans se décourager, ni ouvrir les yeux sur la dangereuse fausseté de leur système.

Tout cela n'est-il pas la justification de la maxime : « *Similia similibus curantur.* »

Les médecins de l'ancienne école appellent le quinquina *spécifique* contre les fièvres intermittentes. (C'est

---

(1) Ce résultat a lieu dans le traitement des fièvres intermittentes par le sulfate de quinine, fièvres qu'on guérit souvent difficilement par ce précieux spécifique , et cela, par ce qu'au lieu de 1 millième de grain, on administre 15, 20 et 30 grains et qu'on entretient alors les fièvres.

en effet le seul spécifique que possède cette école). Eh bien, ceux qui, par hasard, le savent, vous diront qu'il n'est spécifique contre ces maladies, que parce qu'il produit chez l'homme sain les symptômes intermittents. (Voir la note, page 36).

Je pourrais multiplier à l'infini ces exemples qui prouvent que notre maxime : *Similia similibus, etc.*, est fondée sur les lois invariables de la nature , lois démontrées générales par l'étude des médicaments administrés chez des hommes sains.

<hr>

LETTRE DIX-SEPTIÈME.

Vous regarderiez, dites-vous, l'homœopathie comme le plus grand bienfait et comme complètement satisfaisante si elle pouvait, en outre de sa supériorité démontrée à vos yeux sur l'ancienne École, si elle pouvait, dis-je, éviter, en les prévenant, les opérations chirurgicales.

Je compléterai votre satisfaction en vous affirmant que l'expérience journalière démontre que notre école dans un grand nombre de cas, possède cet avantage ; je pourrais dire, dans tous les cas, en ayant soin d'excepter ceux de fractures, de luxations, caries avancées et dans quelques autres cas d'affections invétérées, qui ont changé la nature des tissus d'une manière notable et dommageable pour les fonctions de l'organisme.

Il est certain, par exemple, qu'un médicament quel-

conque ne peut pas rapprocher deux os, ou deux seg-
ments d'os disjoints et éloignés par une cause violente,
pas plus que ce médicament ne peut anéantir (du moins
jusqu'ici il n'y en a pas eu d'exemples), un tissu anor-
mal qui s'est organisé au détriment des parties voisines,
comme un squirre, une affection carcinomateuse, etc.

Cependant, et les exemples sont assez nombreux, on
parvient journellement à réduire des exhaustoses
(excroissances osseuses).

Mais il est certain aussi que notre médication peut et
doit, soit arrêter le développement de quelques-uns de
ces cas, soit en prévenir le retour.

Ce qui maintenant est hors de doute, c'est que bon
nombre d'amputations décidées pour des cas de tumeurs
blanches, qui résistaient, depuis longues années, à tous
les traitements tentés par l'ancienne médecine, ont été
évitées par notre traitement qui a guéri radicalement ces
affections ; de même pour des affections ulcéreuses, can-
céreuses, etc., etc. De même encore, des opérations de
cataractes jugées indispensables, sont devenues tout-à-
fait inutiles par les traitemens homœopathiques.

Ajoutez que le chirurgien (surtout le militaire), est
presque étranger à la médecine proprement dite.

Je connais beaucoup de femmes que l'on cautérise
en vain depuis 5, 10 et 15 ans, et qui depuis longtemps
seraient guéries, si la vérité avait remplacé l'erreur ; si
la précision et le raisonnement avaient triomphé de la
routine désastreuse consacrée par 35 siècles.

Notre doctrine a donc condamné au repos le bistouri,
la lancette et tous les instruments de torture plus ou

moins violente, inventés pour le soulagement de l'humanité, qui a payé ce soulagement souvent de sa vie, toujours au moins de la perte d'un membre ou de celle des forces, c'est-à-dire de la santé.

Désormais, cette même humanité si maltraitée, si torturée pourra obtenir ce même soulagement *doucement, promptement* et *radicalement.*

Quand on ne réussirait même qu'à éviter la moitié, le quart des opérations, ne serait-ce pas déjà un *bienfait immense* pour tous ceux qui seraient dans le cas d'en profiter ?

A cela il n'y a rien absolument rien à objecter.

LETTRE DIX-HUITIÈME.

« Je croyais qu'il y voyait ; et il
« était aveugle comme moi ! »

(Un Aveugle.)

Vous me dites que lorsque le sang incommode, c'est qu'on en a trop et qu'alors il faut bien s'en faire tirer, et par conséquent subir l'opération de la saignée.

Vous raisonnez suivant l'ancienne école. A vous, étranger à la médecine, on doit pardonner de répéter, sur la foi de cette école, une absurdité grosse comme le monde. Qu'on dise : une épine est entrée dans les chairs, elle blesse et fait souffrir, donc il faut l'éliminer. C'est logique : parce que c'est suivant les lois de la nature, de repousser des chairs ce que la nature n'y a pas mis et n'a pas voulu qui y restât.

En est-il de même du sang ? Est-ce un accident qui l'a introduit dans les artères et dans les veines, dans tout l'organisme, enfin? non. La nature a mis du sang dans ces vaisseaux, et n'y en a mis que ce qu'ils peuvent en contenir, ni plus, ni moins. Si le sang paraît incommoder, c'est que la circulation est entravée. Elle est entravée parce que le sang est vicié; le sang est vicié parce qu'il a perdu de sa fluidité, de son élasticité par un vice quelconque. Rétablissez donc tout simplement par une médication spécifique, c'est-à-dire homœopathique, les qualités qui manquent au sang; en d'autres termes, détruisez le vice qui existe dans ce fluide, et vous verrez *qu'on n'a pas trop de sang.*

Tous les sages de l'antiquité, qui sont encore des sages à nos yeux, Hyppocrate lui-même et ses premiers disciples, tous ont dit. *La vie de tout animal est dans son sang.*

En effet, saignez entièrement un mouton, vous le tuez tout-à-fait. Ne le saignez qu'à moitié, vous ne le tuez qu'à moitié ; saignez au tiers, il ne sera tué qu'au tiers et ainsi de suite. Vous lui enleverez de la vie suivant la quantité de sang dont vous le priverez.

Santé veut dire *force, vie complète* et réciproquement. En enlevant du *sang* vous enlevez de la *force*, de la *santé*; or, enlever de la *santé* est-ce marcher vers le rétablissement de la *santé* ? Diminuer les forces est-ce les augmenter? Que diriez-vous d'un homme ayant tout son bon sens, une position scientifique et sociale, honorable, et qui, sous prétexte *de vous enrichir*, puiserait quotidiennement à votre caisse? Vous ne pourriez avoir aucune confiance dans ses raisonnements, quelque spécieux et brillants qu'ils fussent d'ailleurs; vous le traiteriez de fou.

LETTRE DIX - NEUVIÈME

Et suite de la précédente.

On vous prend vos forces, votre santé par des émissions sanguines, ce qui produit *faiblesse*; on les diminue par une diète toujours exagérée, ce qui donne encore *faiblesse*. Additionnons *faiblesse* et *faiblesse*, le total sera-t il *force, vigueur, santé?*

C'est une absurdité trop palpable pour que je doive insister davantage, et pourtant c'est ainsi qu'on raisonne et qu'on agit depuis bientôt 3,500 ans. On appelle cela de la médecine *exacte* et tous les traitements de ce genre sont appelés *rationnels ! ! !*

Quel est l'homme assez ennemi de lui-même qui, après cela, voudra raisonner suivant la médecine *exacte* et subir des traitements rationnels de cette force.

Je fus appelé, il y a peu de temps, auprès d'une jeune dame que je trouvai à l'extrémité. Je ne pus m'empêcher de regretter les émissions sanguines répétées dont elle était victime. « Mais, Monsieur, il fallait bien la saigner puisque c'est le sang qui l'incommode, me dit son mari, et cela d'un ton un peu élevé (convaincu).

La malade ajouta d'une voix éteinte par la faiblesse : « Il était (le sang) si épais, qu'il ressemblait à de la boue « d'encre, et qu'on a été obligé à chaque fois de mainte- « nir la saignée ouverte avec une tête d'épingle.

« Eh bien! ma chère dame, lui répondis-je, celui « qui reste, (et il en restait peu) en est-il devenu meil- « leur ? »

Le mari, après un moment de réflexion et me prenant la main, me dit : « Merci, docteur, vous venez de me dessiller les yeux ; ce que vous dites est juste et vrai. »

Quatre jours après la malade était descendue à la caisse de sa maison commerciale.

Le même raisonnement peut s'appliquer aux suites d'une chute, d'un coup violent, parce que l'homœopa- thie y remédie sans le secours des saignées, etc..., tou- jours contraires à la force et à la santé.

Quelle est la personne qui, ayant subi des saignées, n'a pas été atteinte de maux de tête, de palpitations de cœur, d'oppressions de poitrine etc., etc. ? N'est-ce pas aux émissions sanguines qu'on doit attribuer la fai- blese, même la perte de la vue chez une multitude de personnes, et les affections œdémateuses, et la paraly- sie et l'hydropisie etc.,?.....

Je défie aucun médecin de réfuter cette assertion ; car ce serait se donner un démenti à soi et à toutes les idées publiées à ce sujet.

J'ai sous les yeux mille exemples de l'aveuglement

des saigneurs ; mais ils vous diront toujours : « Le sang vous incommode, donc vous en avez trop !!! » Et si c'était ici le lieu, je pourrais ajouter : « Eh ! qui vous « dit, qui vous prouve que ce soit réellement le sang « qui incommode ? »

C'est absurde, encore une fois, mais c'est égal, on saigne toujours et on saignera encore longtemps, trop longtemps ; jusqu'à ce que la lumière se fasse dans les intelligences.

J'ai fait résoudre logiquement, et dans ce sens, cette question devant deux de mes confrères par un domestique savoyard. Il faut dire qu'il raisonnait tout simplement et sans le secours des autres (1).

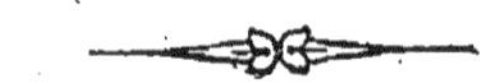

LETTRE VINGTIEME.

Je croyais que ma dernière lettre avait fait merveille et triomphé de toutes vos objections passées, présentes et futures, lorsque vous venez me dire que vous avez vu guérir des fièvres typhoïdes par des saignées, sangsues, etc.

Cette objection sera la dernière à laquelle sera réduit votre presqu'attachement aux vieilles idées.

D'abord êtes-vous bien certain que ce soit aux sai-

____

(1) Quelques médecins déjà n'osent plus saigner. Donc...

gnées que soient dues les guérisons dont vous parlez?
Si c'est à ce moyen que doive être attribuée la guérison
de ces cas, pourquoi meurt-il tant de monde de cette affection, quoiqu'on ne se fasse nullement faute de leur tirer du sang? Il est vrai qu'il n'y a que celui ou ceux qui
en ont réchappé que vous avez pu voir ; les autres.....

Ensuite êtes-vous bien certain, sont-ils bien certains
eux-mêmes qu'ils fussent atteints de cette cruelle maladie ? (toutes sont cruelles).

Vous seriez fort embarrassé de répondre nettement à
cette question.

Je vais maintenant vous démontrer le peu d'efficacité
de ce moyen et de tous les autres employés par l'ancienne
médecine pour combattre les fièvres typhoïdes et celles
réputées telles.

J'extrais d'un procès verbal d'une séance de l'Académie royale de médecine :

A la Charité on n'emploie contre les fièvres typhoïdes que des émissions sanguines.

A Neker, que les purgatifs.

A l'Hôtel-Dieu, que les antiseptiques.

A la Pitié, que les antiphlogistiques en général.

A Saint-Louis, que les tisanes, lavements, bains,
frictions, rien enfin.

Eh bien ! quel est de tous ces traitements systémati-
ques celui que vous croyez qui réussisse le mieux?

Aucun. . . . .

Vous l'entendez, *aucun.* Tous et chacun d'eux offrent
des résultats identiques, pareils; même nombre de morts,

même nombre de malades qui réchappent (de la maladie ou du traitement, à votre choix).

D'après ces faits authentiques et publics, je suis en droit de conclure que tous les traitements *quels qu'ils soient* sont *également bons ! ! !* ou *également mauvais ! ! !.....* Choisissez encore.

C'est à n'y pas croire ! ! !

Malgré tout, je vois comme toujours chacun de ces traitements appelé *rationnel* dans les comptes rendus.

Il n'est pas à ma connaissance que nous ayons échoué dans le traitement de la fièvre typhoïde.

Et vous vous étonneriez que moi, ancien mathématicien, qui aimerais mieux servir les maçons que de faire contre ma conscience une médecine que je ne comprends pas, vous vous étonneriez, dis-je, que j'eusse adopté une méthode que je comprends, que j'applique avec succès et sans crainte aucune d'attenter à la santé et encore moins à la vie de mes semblables ?

Non, vous ne vous en étonnerez pas, lorsque vous aurez médité et observé.

Alors, vous, homme religieux parmi les plus religieux, vous prierez chaque jour, comme je le prie moi-même, celui qui dispense la lumière de vouloir bien éclairer l'intelligence des hommes ; de ramener des savans aussi éminents que les professeurs et l'ancien école cités précédemment, et permettre, par exemple, qu'un Bouillaud, auquel la science du diagnostic doit tant d'heureuses observations, fasse servir son génie au progrès de la nouvelle doctrine. Hahnemann alors aura de dignes successeurs ; mais il ne sera pas remplacé.

Si vos prières sont exaucées, la plupart des maladies disparaîtront aussitôt leur apparition ; la médecine sera une science complète, intelligible, qu'on pourra alors appeler *exacte*, et les médecins auront le droit d'espérer le respect le plus religieux. Ce sera une véritable science. Les hommes certains de vivre jusqu'à l'époque fixée par la nature, seront moins malheureux pour eux-mêmes et pour tous ceux qui leur sont chers.

Tout ce que je viens de dire des émissions sanguinés s'applique aux purgatifs, aux vésicatoires, cautères, synapismes et même à la diète forcée et prolongée, comme moyens de guérison d'une maladie quelconque

LETTRE VINGT-UNIEME.

> « L'homme ne doit pas séparer
> « ce que Dieu a réuni. »
> (Ecclés.)

Vous me demandez si les spécialités sont un avantage en médecine.

Oui, c'est un grand avantage.... pour les médecins. Pour les malades c'est autre chose.

Que pour faire un carrosse on divise le travail entre le forgeron, le limeur, le menuisier, le charron, l'ouvrier qui travaille le cuir et le peintre, je le conçois : c'est un moyen d'économiser le temps en évitant des tâtonnements. Chaque ouvrier, mécanisé à la fabrication d'une partie, apporte un certain degré de perfection à cette partie.

L'homme, au contraire du carrosse, n'a point été fait de pièces créées à part et réunies ensuite pour former un tout. Il n'en est donc pas de l'organisme comme de l'assemblage des parties du carrosse ; parties qu'on peut à volonté séparer de nouveau pour les réparer ou les changer.

On veut qu'il en soit ainsi de l'organisme humain et des maladies qui l'affectent? Non, mille fois non.

Chaque partie de l'organisme est complètement solidaire de toutes et de chacune des autres parties, et réciproquement. Toutes et chacune fonctionnent au profit du tout. Or, si l'une de ces parties est affectée, toutes le seront nécessairement aussi à des degrés différents, et dans les conditions propres à chacune, par cette seule raison que c'est toujours *le principe vital* qui est affecté. Seulement, l'affection se manifeste d'une manière plus sensible, plus saisissable dans une partie de l'organisation que dans les autres.

C'est donc au principe vital qu'il faut s'adresser et non à telle ou telle partie de l'organisme, à tel ou tel point d'un organe, pour guérir l'affection. Cela est d'une évidence qui frappe quiconque veut y réfléchir un instant.

Pour une affection des yeux, de l'ouïe, de la bouche, du cuir chevelu, des bronches, des intestins, des jambes, etc., enfin de chaque partie du corps, il faudra donc un médecin qui considèrera la partie malade comme détachée du tout auquel elle deviendrait alors indifférente ; absolument comme on envoie chez le sellier pour réparer le cuir d'un carrosse, et chez le charron pour qu'il répare une roue.

S'il ne s'agissait pas d'une chose aussi sérieuse que la santé ou la vie des hommes, ce serait amusant en vérité.

Voyons cependant les bienfaits qu'a retirés notre pauvre humanité souffrante de cette heureuse division du travail ou du commerce médical.

Les oculistes réussissent-ils toujours à guérir promptement et radicalement, les taies, les ophtalmies, les cataractes, qui menacent de se former? Jamais.

Ceux qui se sont adonnés au traitement des maladies de l'ouïe sont-ils plus heureux ou aussi heureux?

Ceux qui se sont senti une *vocation* pour la guérison des affections de poitrine sont-ils parvenus à guérir une phthysie même au premier degré?

Les praticiens qui ont déclaré la guerre aux maladies de l'estomac, en guérissent-ils davantage, promptement, radicalement?

Voyons enfin les prétendus guérisseurs des affections syphilitiques. En avez-vous jamais vu, une, je le répète, jamais une seule guérie *radicalement* par leur traitement? Vous concevez que j'entends par guérison radicale la non-réapparition sous *d'autres formes* et dans *d'autres parties* de l'organisme, de l'affection prétendue guérie.

La spécialité contre la gale a-t-elle encore obtenu un seul succès *radical* et complet sans affections qui soient la suite de la répression des symptômes externes? c'est-à-dire a-t-on jamais détruit le virus qui infecte l'organisme entier ! Un médecin d'un hôpital, où l'on est censé guérir cette affection, me répondait qu'on était déjà très heureux de pouvoir faire disparaître l'incommodité. Vous entendez, cette grave affection qui influe sur toute la vie, ne préoccupe les praticiciens que par l'incommodité qui se manifeste à la peau.

Enfin, et pour conclure, veuillez me citer une seule guérison, et j'oserais dire un seul soulagement soutenu, durable, dû aux hommes qui ont pour spécialité les maladies des femmes. L'un d'eux, très connu pour le traitement des ulcères de l'utérus, ne pourrait pas affirmer sur l'honneur, je veux dire en conscience, qu'il a guéri une seule affection de ce genre depuis vingt ans qu'il s'en occupe, et cela sur peut-être quinze mille malades qu'il a martyrisées par toutes les méthodes expérimentées sur elles (1). Pourquoi ces non-succès continus ? C'est parce que l'utérus, qu'il cautérise toujours et sans cesse, dépend de l'organisme et ne fonctionne pas à part. C'est encore une preuve de l'absurdité des spécialités.

Au premier aspect, je pourrais paraître exagérer et pourtant je suis dans le vrai.

Le dentiste pourrait être cité comme exception, mais seulement lorsqu'il extrait une dent cariée.

C'en est assez sur ce sujet, c'est une absurdité ajoutée à tant d'autres et qui donne raison à Bichat. *Depuis 3,500 ans la médecine est restée un amas indigeste de recettes toutes plus absurdes les unes que les autres.*

(1) C'est la fable des Membres et de l'Estomac.

Il y a 19 ans, le célèbre Alibert disait : « *Il apparaît*
« *en Allemagne une nouvelle méthode curative appelée*
« *à mettre de l'ordre dans notre chaos médical.* »

D'après tout ce que je viens de dire, vous sentez que
la médecine se fourvoie au détriment des malades,
quand elle admet des spécialités. Elle n'a pas seulement
à guérir un mal d'yeux, de poitrine, de ventre, etc.,
car il n'y a pas de spécifique proprement dit pour un
mal d'yeux en général, ni pour un mal de poitrine.
Il y a des spécifiques pour chaque groupe de symptômes.

Nous avons étudié et nous connaissons tous les spécifiques ; alors nous guérissons, *doucement, promptement et radicalement.*

LETTRE VINGT-DEUXIEME.

« Si tu t'élèves au-dessus des autres,
« tu verras mieux et plus loin qu'eux. »
(PLATON.)

Voici l'opinion d'un de nos savants les plus distin-
gués dans les sciences physiques et mathématiques sur
les doses infinitésimales. M. Poudra, professeur à l'école
d'état-major de Paris, a écrit à ce sujet.

« Voici comment je conçois la puissance médicale de
« la matière. Afin de simplifier le discours, j'appellerai
« *médicalité* cette puissance.

« La médicalité d'une substance sera donc la puis-
« sance en vertu de laquelle la matière, mise en contact

« avec l'organisme, le modifie diversement. Cette ac-
« tion de la matière sur l'organisme a lieu lorsque cette
« substance est divisée à l'infini, et se rapproche de ce
« que j'appellerai l'état atomistique, c'est-à-dire lorsque
« les molécules, ou mieux les atomes, seront séparés,
« tenus à distance et non plus neutralisés dans un corps
« par leurs actions réciproques : ceci est conforme à
« toutes les expériences.

« Il est évident alors que la *médicalité* et l'affinité
« sont des puissances de même nature, résidant dans
« les dernières molécules ou atomes des corps ; et je
« crois même ne pas m'éloigner de la vérité, en avançant
« que la médicalité et l'affinité ne sont que deux ma-
« nières différentes d'essayer une même puissance.

« Or, on sait que dans les plus petits grains de ma-
« tière il existe une quantité *immense* d'électricité.
« M. Becquerel, dans une des séances de l'Académie,
« a confirmé ce fait ; il s'en suit donc que si l'électricité
« est la cause première de l'affinité et de la médicalité,
« il doit exister dans le plus petit grain de matière une
« immense quantité d'affinité et de médicalité ; mais
« que de même que pour produire des phénomènes
« chimiques de combinaison et d'affinité, il est néces-
« saire de diviser la matière et de la rapprocher de
« l'état atomistique, de même pour produire les phéno-
« mènes dus à la médicalité, il faut se rapprocher de
« cet état (atomistique).

« On peut donc en conclure que le rayon de la sphère
« d'action, soit d'affinité, soit de médicalité, augmente
« dans un rapport, encore inconnu, lorsque la matière

« diminue de volume et se rapproche de l'atome.

« Ira-t-on nier l'affinité, parce qu'elle ne produit
« pas d'effets entre un milligramme de deux substances
« et même entre des millionièmes de ces milligrammes,
« millionièmes auxquels on peut parvenir par un broie-
« ment mécanique ? Ira-t-on nier que l'affinité ne pro-
« duira aucun effet entre les millionièmes de ces mil-
« lionièmes, cette nouvelle division produite par la
« chaleur ou la dissolution ?

« Lorsque deux substances, ayant une action éner-
« gique réciproque, seront divisées par la dissolution,
« ou quand les atomes seront tenus, par le calorique, à
« de telles distances que l'action réciproque n'aura plus
« lieu, alors nous concevons la limite possible de cette
« puissance de l'affinité et de la médicalité ; or, comme
« le nombre d'atomes contenus dans le plus petit grain
« de matière est immense ; que, réduite à cet état, la
« sphère d'action de chaque atome doit être très grande,
« proportionnellement à leur rayon, il s'ensuit que
« leur limite est bien reculée.

« L'affinité et la médicalité proviennent, disons-nous,
« de l'électricité ; mais nous savons que l'affinité est
« modifiée par le calorique et par l'état électrique des
« corps dissous. Alors il est facile d'expliquer naturel-
« lement l'augmentation de la *médicalité* qu'acquiert
« la matière, lorsqu'on produit sa division par des se-
« cousses réitérées ; il est évident que ces secousses pro-
« duisent des frottements, et que ces frottements doivent
« modifier et l'état électrique des molécules, des atomes,
« et par suite augmenter leur affinité et leur médicalité.

« En admettant donc que l'affinité et la médicalité
« sont des puissances de même nature, il n'y aura plus
« à concevoir le développement de cette première puis-
« sance par la division, par le frottement, et pourquoi
« un fort volume de matière, mis en contact avec l'or-
« ganisme, est sans action ; tandis que la plus petite
« partie de la même substance, réduite à l'état atomis-
« tique, et dont la puissance a été augmentée par le
« frottement, produira des effets remarquables. Mais
« on pourrait demander : Comment se fait-il que l'ac-
« tion d'une quantité finie de matière, mise en contact
« avec l'organisme, ne soit pas la somme d'action de
« tous les atomes?

« Ici le problème se complique ; voici comme j'en
« conçois la solution, en continuant mon rapproche-
« ment entre l'affinité et la médicalité.

« 1° Une substance ingérée dans l'estomac ne s'y dis-
« sout quelquefois pas du tout, et, par conséquent,
« doit être sans action ; quelquefois elle s'y dissout
« peu, et alors les résultats seront dus seulement à la
« partie dissoute ; mais supposons qu'il ne s'agisse que
« d'une portion dissoute antérieurement à son introduc-
« tion dans l'estomac, ou dans l'estomac même, il doit
« arriver, dans ce cas, selon moi, ce qui se passe dans
« les combinaisons chimiques : lorsque deux substances,
« réduites à l'état atomistiques, se combinent, un atome
« de l'une se réunit à 1, 2, 3 atomes de l'autre, ou réci-
« proquement, et cela dans des rapports très limités ;
« si donc une de ces substances est en excès, elle reste en
« dehors de la combinaison, et peut, dans certains cas,

« en être séparée; mais dans beaucoup, si l'exces de
« cette substance est trop considérable, on aura au con-
« traire de la peine à retrouver la combinaison.

« Appliquons ces idées à la *médicalité* ; cette action
« résidant dans les atomes, il en faudra un certain
« nombre pour produire une modification de l'orga-
« nisme ; et de même qu'il y a plusieurs degrés de
« combinaison, il y aura plusieurs modifications im-
« portantes et différentes, mais le tout en petit nombre.
« Au-delà, tout le reste des atomes ou de la substance,
« sera superflu ou rejeté au-dehors, et pourra devenir
« nuisible en dissimulant complètement la modifica-
« tion obtenue.

« Il y aurait ici, il faut l'avouer, un très grand tra-
« vail à entreprendre sur les bases que je viens d'éta-
« blir ; ce travail consisterait à déterminer : 1° si la
« même substance peut produire une ou plusieurs mo-
« difications de l'organisme, et la nature de ces modi-
« fications, ou, pour nous servir de l'expression, s'il y
« plusieurs combinaisons entre l'organisme et la même
« substance réduite à l'état atomistique ; 2° qu'elle est
« la plus petite quantité de matière réduite à cet état, et
« dont la puissance a été augmentée par le frottement
« pour couvrir en entier l'organisme, c'est-à-dire pour
« produire la première modification ; 3° que devient la
« substance en excès (1)?

« Ce travail ne s'obtiendra que du temps ; mais il

____

(1) Cela ne fait pas question pour les homœopatistes.
Hahnemann a résolu ce problème depuis longtemps.

« faudra que, tôt ou tard, la médecine , quel que soit
« son nom, s'en occupe, lorsqu'elle voudra connaître
« toutes les modifications que l'organisme peut éprou-
« ver par l'action de toutes les substances qui nous en-
« tourent. »

Vous le voyez, ce n'est pas un médecin homœopathiste
qui parle : c'est un professeur de l'ancienne école ; mais
qui est, par la branche de science qu'il professe, porté à
l'analyse la plus stricte, aidé d'un jugement sain, d'une
perspicacité remarquable, et qui surtout se dépouille des
idées admises, pour voir *ce qui est, comme cela est* et *en
vertu* de quelles lois *cela est.*

Qu'il me soit permis d'ajouter, à propos de l'embarras
manifesté plus haut par le docte professeur, sur les différentes modifications que la même substance, à doses
atomistiques, peut apporter, qu'il n'y a, selon moi,
qu'une seule modification. Seulement cette modification
peut avoir lieu en plus ou en moins ; je m'explique : le
médicament employé à telle dose possède une action
dynamique, et lorsque cette action a eu lieu, qu'on administre intempestivement une autre dose, si minime
qu'elle soit, elle produit la réaction de la première dose.
Donc, si la dose première est trop élevée, la réaction
peut avoir lieu et les mêmes symptômes, étant combattus
par la première partie de la dose qui a été combinée,
celle qui reste détermine cette réaction au fur et à
mesure de sa combinaison subséquente.

C'est ce qui explique et l'immense force d'action
de nos doses infinétisimales , force obtenue par la
dynamisation et pourquoi le sulfate de quinine, quoi-

que homœopathique, ne suffit pas toujours, échoue même trop souvent dans les mains de l'ancienne école, contre les fièvres intermittentes. Si une faible dose (infinitésimale) suffit pour combattre les fièvres, lorsqu'on administre 10, 15, 20, 25 grains, et même davantage, il faut, par la loi de réaction, que les fièvres reparaissent, et souvent avec plus d'intensité.

Maintenant il ne doit plus vous rester de doute sur l'excellence de notre méthode qui n'emploie que des doses infinitésimales. C'est le point qui choque le plus de monde, tant les idées admises sont fausses et enracinées.

J'ajouterai que si le fluide électrique, qui, selon quelques savants, est le principe vital lui-même, est développé par la trituration, l'affinité, et par suite la médicalité, se trouvent expliquées.

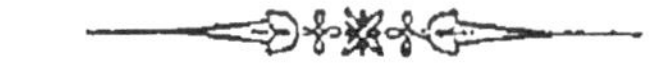

LETTRE VINGT-TROISIÈME.

Vous demandez comment l'homœopathie s'arrangera des eaux minérales?

Mon opinion sur ces eaux sera ma réponse.

Les eaux minérales diffèrent toutes dans leurs principes constituants, aussi les a-t-on classées en quatre ordres ou catégories ; 1° *hydro-sulfureuses* ou *sulfureuses hépatiques*, divisées en outre en chaudes ou thermales (19 sources), et en froides (3 sources).

2ª Eaux acidules gazeuses divisées en *acidules thermales* (10 sources), et acidules froides (9 sources).

3ª Martiales ou ferrugineuses, divisées en *ferrugineuses acidules thermales* (3 sources), et *ferrugineuses acidules froides* (15 sources).

4º *Eaux salines* divisées en *salines thermales* (15 sources), et en *salines froides* (4 sources).

D'après cette loi toute naturelle, que chaque substance médicamenteuse doit être spécifique ou homœothique pour guérir une affection quelconque, on doit conclure que chacune de ces sources donne une eau qui peut et doit guérir un genre d'affection quelconque, c'est-à-dire qui doit être homœopathique dans un cas déterminé. On doit en conclure aussi en même temps, que toutes les autres eaux étant différentes de celle qui serait convenable pour guérir une maladie, sont par cela même ou de nul effet ou d'effet contraire dans cette même maladie.

De cette manière se trouvent expliqués et les quelques cas de guérisons obtenues et les nombreux cas d'insuccès.

En effet, un médecin allopathe après des milliers d'essais infructueux tentés pour combattre une affection chronique, et à bout de son rouleau, c'est-à-dire en desespoir de cause, prescrit les eaux, n'importe lesquelles.

On en revient comme on y était parti. S'il y a un mieux, ce mieux peut être aussi bien attribué au mouvement, à l'exercice, au changement d'air et d'habitudes, etc., qu'à la vertu des eaux. S'il y a guérison, nul doute que les eaux y aient contribué en quelque chose; mais dans quelle proportion ?

Vous sentez que le hasard ayant présidé à la prescription de telle ou telle source, c'est encore au hasard qu'on doit attribuer le succès.

La médecine, pour être exacte, ne doit pas compter sur le hasard.

Si donc, nous homœopathes, nous prescrivions des eaux minérales, ce ne serait qu'avec certitude que telle ou telle source conviendrait au traitement, c'est-à-dire, serait homœopathique dans tel ou tel cas de maladie.

Or, la composition de chacune de ces 78 sources étant une fois parfaitement connue par l'analyse, nous n'aurions rien à donner au hasard, guidés que nous sommes par notre formule, « *Similia similibus curantur.* »

Il est vrai que nous serions obligés de contrarier bien des malades en leur enlevant le choix du voyage.

A vrai dire, les eaux, dans l'ancienne médecine, ne sont pour les médecins qu'un faux-fuyant, qu'une porte de secours que la mode et le caprice mettent à leur disposition.

L'eau ordinaire accompagnée des distractions, plaisirs et exercices qui existent dans les établissements d'eaux minérales, produirait *généralement* les mêmes résultats. Je dis *généralement*, c'est-à-dire dans la grande majorité des cas.

Notre médecine, en ce qui touche les eaux proprement dites, rend ces déplacements fort inutiles.

LETTRE VINGT-QUATRIEME.

Les bains de mer ont-ils une efficacité quelconque?

Votre question ainsi posée, j'y répondrai aussi claire-ment qu'à la précédente.

L'envoi des malades aux bains de mer est-il motivé sur une nécessité bien démontrée pour tel ou tel cas de maladie? Il suffit de voir les innombrables affections de toutes sortes qui vont y quêter un adoucissement plus ou moins espéré, pour répondre négativement. Car, encore une fois, les bains de mer qui ne constituent qu'une médication externe ne peuvent et ne doivent pas guérir toutes les affections diverses; en supposant qu'on ait jamais vu une maladie quelconque *guérie* par les bains de mer. Ils pourraient tout au plus guérir une seule espèce d'affection, celle pour laquelle ils seraient spécifiques ou homœopathiques. Les autres cas de maladies ne doivent compter en rien sur ce mode de traitement qui, assez souvent, s'est montré contraire en aggravant ces maladies.

Ce n'est donc encore, comme pour les eaux miné-rales, qu'un but de distraction et non un moyen de gué-rison qu'on doit se proposer en employant les bains de mer.

Les médecins qui les prescrivent ne le font que comme essai ; nous en avons la preuve journalière et la meilleure de toutes : la plus concluante, c'est que sur ce chapitre comme sur *tous* les autres, ils sont tous en désaccord.

C'est toujours la science du hasard. Peu à peu l'exactitude de l'homœopathie remplacera ce hasard.

Déjà bon nombre de médecins préparent *de loin* leur conversion. Ils viendront à nous quand leur amour-propre se sera aguerri, et quand leur courage à entreprendre de nouvelles études plus difficiles et plus longues que celles qu'ils ont faites, les aiguillonnera. Chez beaucoup l'amour de l'humanité produira l'abnégation ; car il y a beaucoup de bons esprits parmi nos savants antagonistes.

Et d'ailleurs en dehors de toutes ces considérations, le public, qui est juge aussi, les forcera à cette conversion par l'isolement où il les mettra. Je vous vois sourire à ce mot de juge. Comment, un homme quel qu'il soit, et quel que soit le développement de son intelligence, ne serait pas apte à faire une différence entre une mort et une guérison ? Faut-il donc avoir fait toutes ses études pour avoir du bon sens, un jugement sain ? Non, vous ne le pensez pas. On voit un malade abandonné, condamné par les oracles de l'ancienne médecine, confié ensuite au traitement de l'homœopathie, en réchapper, et on en concluera que l'homœopathie est nulle et de nul effet ! Si le cas se répète, et souvent, et toujours, nos antagonistes, qui nous arrangent fort mal en arrière, auront-ils beau jeu à nier l'efficacité de notre école? Les malades, à la fin, tourneront le dos à l'allopathie.

Mais, je vous le répète, beaucoup de médecins allopathes (à Paris) essaient d'éviter les saignées et l'application des sangsues par l'emploi de nos médicaments. Il en est jusqu'à deux qu'ils *osent* essayer. Je les en féliciterais si je n'étais plus empressé d'en féliciter leurs patients.

LETTRE VINGT-CINQUIEME.

L'homœopathie est-elle susceptible de perfectionnement; en d'autres termes est-elle ce qu'elle sera toujours? Telle est je crois votre question.

J'aurai peu de chose à dire pour y répondre.

Si vous voulez parler de ses lois, de ses principes, l'homœopathie est aujourd'hui ce qu'elle sera toujours: car ses lois sont les lois naturelles. Je ne sache pas de législateur scientifique qui affiche l'intention ou la prétention d'y rien changer.

Bien étudier la maladie, en apprendre par cœur tous les symptômes; ensuite la combattre par des remèdes reconnus aptes à la guérir, c'est-à-dire *spécifiques* ou *homœopathiques*: tout est là.

Personne ne verra rien changer à ce programme.

Si vous voulez savoir, au contraire, quelle est la limite de nos moyens de guérison (thérapeutiques), c'est une autre question. Nous possédons déjà un grand nombre de substances médicamenteuses dont la vertu curative est *parfaitement* connue, parce qu'elle a été *parfaitement* expérimentée sur des hommes sains, et cela par des centaines de savants laborieux qui ont sacrifié à cette étude la plus grande partie de leur vie en dehors de toute autre préoccupation.

Mais s'il y a environ trois cents médicaments connus, il en reste encore des milliers peut-être à étudier et à connaître. C'est donc un champ bien vaste à moissonner ; les homœopathes présents et futurs ne feront pas défaut ; ils n'attendront pas que M. le professeur Magendie, qui dit que « *la médecine ne vit que par la clientelle,* » lui vienne en aide ; il n'aurait pas le temps.

Voilà en quoi je pense, que l'homœopathie est susceptible de progrès. Dans ce cas, progrès veut dire découverte, augmentation de richesses. C'est pourquoi aussi je pense, et avec raison, que l'ancienne médecine, dans la route où elle marche et que j'ai appelée *un impasse,* ne peut jamais sortir de la pauvreté et du danger de ses moyens curatifs.

Et cependant, je le proclame sincèrement, les maîtres ont fait d'admirables observations dans des études profondes ; mais il n'en est jamais rien sorti qui ait eu rapport direct à l'art de guérir proprement dit. C'est la seule chose, encore une fois, qu'ils aient omis d'étu-

dier. Je vous en ai dit les causes dans une précédente
lettre.

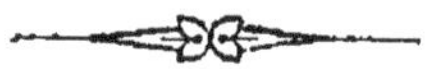

LETTRE VINGT-SIXIEME.

Vous désirez savoir comment nous traiterions un mal
de tête. Je vous répondrai le plus sommairement possible ; sans cela, il faudrait un cours complet de médecine.

Pour ce genre d'affection comme pour tout autre,
nous procédons de la même manière ; c'est-à-dire que
nous cherchons à avoir l'image complète et exacte de la
maladie ; à nous mettre, pour ainsi dire à la place du
malade.

L'affection est-elle aiguë , nous notons avec soin la
cause, tous les symptômes qui ont lieu, toutes les modifications ou changements survenus dans les fonctions
de chacun des organes et dans toutes les conditions de
sommeil, de travail, de marche, de repos, de position.

Dans une affection chronique, outre cette image
complète de la maladie, nous devons faire l'historique
du malade. Je m'explique : l'historique de la maladie
consiste dans l'époque de son invasion, ses causes plus
ou moins connues, ses diverses phases et les *différents*

traitements suivis, etc. ; l'historique du malade consiste dans les indications qu'il peut fournir des maladies qu'il a eues depuis qu'il est au monde, et de *celles de ses engendreurs,* des causes de leur mort, s'ils ont cessé d'exister, etc.

Ainsi, dans le mal de tête aigu, les indications sont prochaines ; dans cette affection à l'état chronique, elles sont et prochaines et éloignées. Prenons des exemples que j'ai sous les yeux. Mais, avant, je vous dirai qu'il y a des maux de tête causés par congestions sanguines, qui, elles-mêmes, sont dues aux boissons spiritueuses, à la joie, à la frayeur, à la colère concentrée, aux pertes débilitantes, aux secousses physiques, ou aux coups extérieurs, etc.

Il y en a d'autres qu'on désigne sous le nom de céphalalgie, et qui se divisent en maux de tête arthritiques, catharreux, histériques, nerveux, rhumatismaux ; ceux du sexe féminin, ceux causés par l'abus du café, par celui des substances métalliques administrées dans les traitements, ceux causés par le tabac, par diverses boissons, par refroidissement, chaleur, etc., etc.

Chacune de ces causes influant diversement sur la nature de l'affection, la médication doit être différente pour chacune.

Je n'ai qu'à copier en gros la clinique de plusieurs personnes que je viens de traiter.

N° 1. Madame R..., 27 ans, brune, femme d'un négociant ; habitudes sédentaires, (à la caisse de sa maison), affectée d'un mal de tête depuis 25 jours.

Saignées et application de sangsues, répétées, bains de

pieds, purgatifs, potions opiacées, etc. Les douleurs ont persisté et augmenté.

Elle a recours à l'homœopathie; qui prend ainsi l'image de la maladie en observant la constitution de la malade.

Peau. — Chaude et sèche pendant le mouvement, démangeaison brûlante.

Sommeil. — Agitation la nuit, anxiété, chaleur, rêves effrayants, horribles.

Fièvre. — Froid intérieur excessif, frissons et horripilations principalement le soir, soif, chaleur le soir et la nuit au lit, quelquefois sueurs abondantes le matin.

Moral. — Inquiétude, anxiété, disposition à s'effrayer, grande susceptibilité à la moindre observation ou parole.

Tête. — Vertiges, quelquefois avec obscurcissement des yeux; douleurs violentes présque continues avec nausées; plénitude et lourdeur de la tête, surtout vers le front; cette sensation s'étend jusque sur les yeux et vers les oreilles; sensibilité excessive du cuir chevelu. Les cheveux tombent en abondance, surtout depuis les émissions sanguines.

Yeux. — Pression et élancements; gonflement et rougeur des paupières, trouble de la vue.

Oreilles. — Élancement; etc.

Nez. — Sécheresse pénible dans le nez; odorat, très susceptible ; etc.

Visage. — Face pâle avec yeux creusés et enfoncés; plaques rouges sur les joues ; douleurs aiguës et impatiences dans la face ; quelquefois chaleurs qui viennent par bouffées.

Dents. — Quelques unes cariées ; douleurs excitées par l'air froid ; élancement dans les gencives, etc.

Bouche. — Pâteuse, quelquefois amère, le matin surtout depuis les purgations; chargée d'un enduit blanc épais ; brûlement et douleur d'excoriation sur la langue et dans la bouche.

Gorge. — Chaleur et comme sécheresse.

Appétit. — Mauvais goût, quelquefois comme métallique; absence totale d'appétit ; soif ardente ; désir de choses salées, de friandises, de vin pur ; faiblesse de digestion ; après avoir mangé chaleur et gonflement au ventre avec nausées qui augmentent violemment le mal de tête ; écoulement d'eau comme des pituites, etc.

Estomac. — Lourdeur après avoir mangé ; renvois acides avec douleurs crampoïdes ; quelquefois sensation de froid glacial avec nausées, etc.

Ventre. — Coliques ; tension dans les deux hypocondres; impossibilité de supporter des vêtements ; incarcération de fluctuosités ; sensibilité dans les glandes inguinales.

Selles. — Constipation opiniâtre depuis les purgatifs; besoin continuel d'aller à la selle, sans résultat ; brûlement au rectum et à l'anus, avec fourmillement.

Urines. — Fréquentes, foncées sans dépôt ; brûlement dans l'urètre.

Menstrues. — Augmentent les maux de tête. Leucorrhée âcre après les menstrues, avec démangeaison brûlante.

Larynx. — Léger enrouement ; toux légère, sèche,

ie soir seulement, augmentant les maux de tête au su-
prême degré.

Poitrine. — Battements de cœur ; oppression depuis
les saignées, avec élancements.

Bras. — Faiblesse paralytique, agacement et impatiences ; fourmillement dans les doigts depuis les saignées ; quelquefois les doigts sont morts.

Jambes. — Lourdeur, faiblesse surtout dans les ge-
noux ; crampes nocturnes ; impatiences insupportables,
surtout le soir. Froid et engourdissement des pieds.

En passant en revue les symptômes de chacune des parties, nous trouvons, pour chaque groupe de symptômes,
un ou plusieurs médicaments différents. C'est-à-dire que,
pour chaque partie examinée, il se trouve plusieurs médicaments qui, selon notre axiôme « *Similia similibus curantur* » produisent les mêmes symptômes chez l'homme
sain, ou comme nous disons : couvrent ces symptômes.

Pour les symptômes de peau c'est *ant, ars, calc, nat,*
et 15 autres médicaments; contre sécheresse, contre démangeaison brûlante, *anti, arg, ars, calc* et dix autres (1).

Dans fièvre. — et suivant chaque symptôme c'est
calc, cin, chin, lach, n-vom, phos-ac, sulf, etc.

Moral. — Indique cinquante médicaments au nombre desquels je vois *ars, calc, merc,* et *sulf.*

En continuant ainsi de rechercher tous les médicaments qui agissent homœopatiquement contre chaque

(1) Les médicaments indiqués dans ces exemples n'ont point dû
l'être exactement.

groupe de symptômes de chaque organe et dans chacune de ses fonctions, je me trouve amené à rechercher ensuite quel est le médicament qui se trouve répondre au plus grand nombre de groupes et de symptômes.

Calc au milieu de trois ou quatre autres est celui qui répond le plus exactement et le plus généralement aux indications. Je l'administre suivant nos lois. Son action a fait dans les 48 heures cesser l'affection, et comme il restait encore quelques symptômes causés par les émissions sanguines répétées, j'ai administré *chin*. Le traitement est terminé. Une bonne alimentation et l'exercice feront le reste.

N° 2. Madame L... âgée de 32 ans, femme de magistrat, blonde, se plaint de maux de tête affreux depuis qu'elle est au monde ; ces souffrances la portent au délire ; a eu, sans exception, toutes les maladies qui soient connues en médecine ; elle est en outre atteinte d'une éventration ; en traitement à Paris depuis 6 ans sans obtenir le moindre soulagement ; au contraire.

Voici l'historique de la malade et de la maladie :

Née à 7 mois, de père qui avait beaucoup vécu ; de mère atteinte de chagrins dévorants. Venue au jour avec une ophthalmie guérie par lotions faites avec le lait maternel.

A six semaines, convulsions violentes, attribuées à la mauvaise qualité du lait maternel, traitées par opiacés.

A cinq mois coqueluche qui a duré fort longtemps; hémoptysie consécutive qui l'a mise aux portes du tombeau.

A deux ans couverte d'une espèce de lèpre qui a duré deux mois environ.

A trois ans rougeole ; plus tard scarlatine.

Puis bronchite catarrhale.

Puis gale.

Vers six ans éruptions aqueuses sur toute la figure, déclarées dues à l'appauvrissement du sang, et à l'extrême faiblesse de constitution ; mais dues à la gale qui n'avait pas été guérie et aux moyens curatifs employés dans les traitements.

A toujours eu des maux de tête, qui ont violemment augmenté à 14 ans, époque de sa formation ; saignement de nez continuel.

Les menstrues étaient si faibles qu'on lui a appliqué très souvent des sangsues au col de l'utérus ; mais sans succès. (*Je le crois bien.*)

Mariée à 16 ans et demi.

Les cinq premiers mois, maux de cœur et augmentation des maux de tête ; le tout par suite de contrariétés, dit-on.

Exaltation nerveuse et spasmes.

Accouchée au bout de 18 mois, couches très laborieuses, ont duré 8 jours, par cause d'atonie générale et surtout de celle des organes de la génération.

Alors prescription de doses exagérées de seigle ergoté.

N'a pu nourrir par cause de faiblesse.

Épanchement de lait, contre lequel on n'a rien fait. On a traité les maux de tête par opium à doses élevées ; par suite empoisonnement qui l'a mise à la mort.

A *vu* très peu depuis, lors de ses époques.

Deux ans après, accouchement prématuré à 7 mois, par suite de frayeur. Même longueur du travail de par-

turition, même excès dans l'administration du seigle ergoté.

N'a pu nourrir que pendant six semaines, le lait
étant de mauvaise qualité.

Nouvel épanchement de lait sans qu'on cherchât à y
porter remède.

Par suite ophtalmie ; vertiges allant jusqu'au délire ;
étouffements ; palpitations, leucorrhée abondante, âcre.
Traitée par douches froides sur la tête, bains de toute
espèce, opium porté à des doses qui ont produit encore
l'empoisonnement.

Les glandes se sont développées d'une manière extraordinaire.

Depuis rougeole, toux sèche continue, n'est jamais al-
lée à la selle naturellement.

ÉTAT PRÉSENT DE LA MALADIE.

PEAU. — Sèche, terreuse, se couvrant de temps à autres d'exanthêmes, et de boutons rouges, prurians.

SOMMEIL. — Léger, incomplet, anxieux et fort agité,
rêves malheureux, réveil lourd, avec étourdissement et
besoin de dormir quelquefois le jour.

FIÈVRE. — Frissons, et horripilations ; accès de chaleur avec angoisse et battements de cœur. Fièvre tierce
le soir, etc.

MORAL. — Exaltation, impressionnabilité excessive,
irritabilité, idées noires, désir puis crainte de la mort,
désir puis horreur de la solitude.

TÊTE. — Tête entreprise comme par un étau, vertiges, délire, convulsions, vomissements ; se roule à

terre, et se jette contre les murs. Les douleurs **varient** de caractère comme d'intensité. Sueurs assez fréquentes à la tête, suivies d'un froid glacial ; cheveux tombant par paquets.

YEUX. — Sensation de froid dans les yeux, puis brûlement ; pupilles fortement dilatées, etc., etc., rétraction douloureuse autour de l'orbite.

OREILLES. — Elancements, ainsi que dans la glande parotide gauche, surtout lorsqu'il y a rhume, etc.

NEZ. — Corysa fluent, chronique, excessif, odeur désagréable.

VISAGE. — Pâle, terreux, bouffissure de la face, éruption au visage, douleurs dans les os de la face et de la mâchoire.

DENTS. — Agacements, gencives sujettes à être enflammées, etc.

BOUCHE. — Sujette aux aphtes, pâteuse, souvent amère, etc.

GORGE. — Maux de gorge, constriction et gonflement du gosier ; inflammation de la luette.

APPÉTIT. — Capricieux, nul, puis excessif, insatiable avec tous autres symptômes inhérents, à ces deux extrêmes ; désir immodéré de café et de thé.

ESTOMAC. — Contractions, renvois ; douleurs qui empêchent de manger, alors gonflement.

VENTRE. — Ballonnement exagéré vers le côté droit, douloureux au toucher, incarcérations de flatuosités, vents, coliques. etc...

SELLES. — Constipations depuis 32 ans, quelquefois diarrhées et flux de sang.

Anus. — Brûlements, démangeaisons, picotements.

Règles. — Faibles, sang blanchâtre, Leucorrhée abondante, quelquefois verdâtre. Seins douloureux surtout aux époques des menstrues. Ecoulement d'un lait imparfait, avec élancements dans le mamelon.

Larynx. — Chaleur, quelquefois sécheresse, toux sèche, quelquefois avec expectoration de sang, etc., etc.

Poitrine. — Respiration difficile, courte étant couchée ; spasmes, oppressions, palpitations de cœur douloureuses et lancinantes.

Bruit de soufflet dans l'inspiration, surtout du côté gauche et en haut, etc., etc.

Tronc. — Raideur de la nuque et sensibilité au toucher. Douleurs entre les épaules et se prolongeant le long de l'épine dorsale.

Bras. — Crispations nerveuses, sueurs aux mains, puis froid glacial dans les doigts.

Jambes. — Douleurs dans la cuisse gauche et dans les aines ; impatience tout le jour, redoublant le soir au lit. Froid aux pieds, etc.

Procédant comme précédemment, j'ai dû prendre note de tous les médicaments s'appliquant à chaque partie de l'organisme, selon les symptômes qui s'y manifestent, et voir quel était celui qui couvrait le plus de symptômes, j'ai trouvé *aur. calc. chin. merc.* et *sep.*

Mais ne perdant pas de vue, les empoisonnements par *opium* et par *seigle-ergoté*, ainsi que l'usage immodéré du *café* et du *thé*, j'ai alternativement prescrit *n.-vom. solan-niger., merc., calc., sépia,* puis *chin.*

Au bout de dix jours la malade me disait que chaque

matin elle se surprenait cherchant son ventre dans le lit. En effet, cette espèce d'éventration était presque disparue. Les selles étaient régulières, les maux de tête cruels étaient entièrement oubliés et l'appétit était régularisé. Quinze jours après elle rendait un grand nombre d'ascarides (environ 60) et quelques jours plus tard l'écoulement de lait avait cessé, la leucorrhée était réduite à peu de chose.

Deux mois *au plus* et la malade se prétendait parfaitement guérie.

Elle est tellement enthousiasmée de ce qu'elle appelle les miracles de l'homéopathie, qu'elle paraît en exagérer les résultats et qu'elle nuit réellement, je le crois, à la propagation de cette doctrine.

N° 3. Mademoiselle Anna, 16 ans et demi, blonde, lymphatique. Accuse depuis cinq ans des maux de tête qui la rendent incapable de se livrer à aucune étude. Pour ne pas prolonger cette lettre, je me dispenserai de décrire tous les symptômes, je vous dirai seulement qu'à l'approche de son époque, elle souffrait horriblement de coliques violentes, maux de reins qui la portaient à se rouler par terre dans des convulsions effrayantes, qu'elle était en outre affectée d'une leucorrhée assez abondante, et d'une constipation opiniâtre depuis longues années.

Les deux grands pères avaient été militaires et avaient eu plusieurs fois la gale.

En suivant la marche comme ci-devant pour trouver le médicament qui répondait au plus grand nombre de symptômes, à-peu-près connus, on cherche le plus *grand comme diviseur* de plusieurs nombres, j'ai appliqué *merc. sol. Hahnemanni*; puis huit jours après j'ai eu recours à *sulf.* et ensuite à *sep.* Tous les symptômes ont disparu. J'ai surtout tenu compte de ceux qui, à mes yeux, se rapportaient à l'affection héréditaire.

N° 4. Monsieur Jules G... 30 ans, à la tête d'une grande industrie, qui lui permet à peine de donner cinq heures au sommeil, est atteint de douleurs affreuses dans la région frontale avec lourdeur, éblouissements, étourdissements, tintements d'oreilles etc., etc.

Une fièvre cérébrale était imminente et bien caractérisée; toujours en procédant comme pour la recherche du plus grand comme diviseur, j'ai administré *acon.* et 24 heures après *calc.* d'après d'autres indications. Il a pu continuer à se livrer à ses occupations, en évitant une maladie souvent mortelle par l'ancien traitement, ou laissant du moins toujours à sa suite une faiblesse physique et intellectuelle.

Je ne pousserai pas plus loin mes citations et exemples. Chaque genre de maladie, quoique portant le même nom, nécessite comme vous le voyez, des recherches assidues et de véritables calculs en rapport avec le nombre et la nature des symptômes. Ainsi trente cas de mal de tête nécessiteront trente médications différentes. Ce n'est pas, vous devez le pressentir, une occupation de paresseux, et les malades qui ne voient que la visite, ne se doutent pas du travail qui suit et précède cette visite.

J'avais donc raison de vous dire dans l'une de mes précédentes lettres que nous ne traitions pas des noms, des catégories ; mais bien des maladies différentes quoique désignées par le même nom.

Maintenant faites passer devant vos yeux toutes les maladies et leur nombreux cortège de symptômes, et vous ne concevrez pas que jusqu'ici on ait persisté dans une route qui ne menait à rien de certain en fait de guérison.

LETTRE VINGT-SEPTIÈME.

> « Sans haine comme sans crainte,
> « je promets de dire toute la vérité. »

Vous me demandez s'il n'y a pas de cas où la saignée soit indispensable, et vous citez les cas d'apoplexie, de paralysie, etc.

Comme les idées avec lesquelles on a été élevé ont de la peine à être abandonnées !

Dans le cas d'apoplexie foudroyante, qui, sans doute, est celui que vous avez particulièrement en vue dans votre question, le médecin arrive et saigne.

Si la mort a devancé le médecin, le sang ne vient pas ; la saignée devient donc inutile. Mais il peut encore se faire que la circulation soit arrêtée et que la vie ne soit pas entièrement disparue. Alors notre médicament, déposé sur la langue du malade, agissant par absorption, et j'oserai dire électriquement, c'est-à-dire avec une rapidité extraordinaire, peut encore rappeler à la vie celui que la lancette a inutilement piqué. La circulation se rétablit aussitôt, et peu-à-peu la santé reparaît complète.

Supposons maintenant que le médecin obtienne du sang; c'est que la vie n'a pas encore abandonné le malade. Dans ce cas, notre médicament agira plus certainement et avec plus d'à-propos que la saignée ; car son action est *certaine* et *instantanée*.

Vous le voyez, dans les deux hypothèses, la saignée ne peut être admise par le médecin homœpathiste. Et j'ai eu assez d'occasions d'en acquérir la preuve, pour ne pas hésiter dans le choix des deux moyens.

Puisque la paralysie peut être regardée comme l'atonie du cerveau, atonie provoquée par le manque de son excitant naturel, *le sang*.

Ce que je dis à l'égard de l'apoplexie est bien plus frappant encore lorsqu'il s'agit d'une paralysie; non-seulement la saignée n'est jamais utile, mais j'affirmerai qu'elle est très nuisible et presque toujours mortelle, si non sur-le-champ, mais peu de jours, peu d'instants quelquefois après avoir été pratiquée.

En effet, la paralysie n'est jamais produite par l'affluence du sang dans le cerveau, ainsi qu'on l'a cru généralement jusqu'ici, parce qu'on supposait qu'il excerçait, dans cette affection, une certaine pression sur cet organe. Ce serait bien plutôt le contraire, ainsi que des expériences l'ont prouvé. Saigner est, selon le but même que se propose l'ancienne médecine, un contre-sens mortel. Portal qui fait autorité, Franck, Cullen, Hoffmann, Wepfer et Cruveiller même ont démontré le danger des saignées dans ces cas, et même dans un grand nombre d'apoplexies qui étaient nerveuses et qu'on croyait sanguines; distinctions que fort peu de praticiens sont à même de faire.

Vous voyez que le praticien homœopathe a encore dans ce cas un avantage immense incontestable ; car encore une fois il ne joue pas la vie d'un homme à pile ou face.

Ce n'est pas moi qui le dis ; ce sont les auteurs et les savants dont je viens de citer les noms. Ceux-là ne parlent pas au hasard quand ils affirment ce qui leur est arrivé (*trop souvent.*)

LETTRE VINGT-HUITIÈME.

Dans ma lettre précédente, j'ai faute d'espace omis de répondre au cas de suppression de menstrues que vous me citez.

Ces cas sont si ordinaires, si fréquents, que je ne puis me rendre compte de l'empire de la routine sur les hommes. En effet, jamais l'ancienne école n'a obtenu un résultat un peu complet, du traitement appliqué dans cette maladie ; souvent, trop souvent même, la mort est venue plus ou moins rapidement mettre fin à l'incertitude de ce traitement ; et jamais encore on n'a pensé à changer de route, à abandonner les applications de sangsues réitérées sans succès. Ou bien si on y a pensé on s'est trouvé sans guide, sans moyens. Alors on a continué à tirer du sang, et on continuera toujours.

L'homœopathie qui *croit* qu'on n'a pas plus de sang qu'on n'en doit avoir et qui en outre sait qu'un organe ne fonctionne que sous l'empire du principe vital, et de concert avec tous les autres organes, s'adresse directement à ce principe par l'emploi de médicaments spécifiques, et les menstrues sont rétablies souvent dans les 24 heures ; quelquefois dans l'espace d'une ou de deux heures.

Ainsi, quel que soit le cas, nous, homœopathes, nous proscrivons les émissions sanguines, c'est-à-dire l'affaiblissement de la force et la diminution de la santé, parce que nous possédons des moyens spécifiques et éprouvés ; et encore une fois, parce que pour redonner la santé, il n'en faut pas enlever. Nous ne donnons rien au hasard. Consultez les homœopathes d'Angleterre, de Russie, d'Allemagne ou d'Espagne, pays où la nouvelle école est protégée et encouragée par les gouvernants, et tous, dans les mêmes cas, emploieront les mêmes moyens et obtiendront les mêmes succès. Concluons qu'il faut bien que nos lois soient réellement selon celles de la nature et que les pratiques de l'ancienne école sont toutes de tâtonnement, d'incertitude et de routine.

------------ oo ------------

LETTRE VINGT-NEUVIÈME.

> « Un qui sait en vaut cent
> « qui cherchent. »

Vous avez peine à vous persuader, dites-vous, que nous ayons raison de laisser à l'ancienne médecine l'emploi des traitements externes ; parce qu'on a vu des guérisons obtenues soit par des topiques, cataplasmes, lavements, onguents, etc., etc., ou tout au moins par leur auxiliaire.

Je suis persuadé que vous m'avez écrit sous l'inspiration de notre bon confrère, le docteur H..... Lorsqu'il s'agira d'une question ou culinaire, ou de châsse, suivez ses inspiratious. Mais en médecine, pour Dieu, gardez-vous d'y céder ; vous y perdriez.

Je vous citerai un seul fait, et vous en tirerez la conséquence voulue.

Une dame d'environ 60 ans, était affectée, depuis près de 30 ans, d'une dartre vive, située au plis de la cuisse, et s'étendant sur les parties. Elle ressentait parfois des douleurs cuisantes insupportables.

Jamais elle n'avait pu obtenir une guérison complète, c'est-à-dire durable, par l'ancienne médecine, quoiqu'elle affirmât avoir été guérie nombre de fois *radicalement (sic)*.

Elle s'adressa à l'homœopathie. Après quelque temps de traitement, l'affection persistant selon elle, malgré la médication interne, elle sollicita l'application d'un remède externe. Je ne pus accéder à ses instances, et lui dis, pour motif de mon refus, que si pendant la médication externe un changement quelconque s'opérait, il me serait impossible de juger de l'effet du médicament donné à l'intérieur, puisque je me serais enlevé la mesure de cette action. Qu'ainsi je me serais privé du *manomètre* indispensable, en effaçant ou en masquant le symptôme principal. Au bout de trois mois elle était délivrée de cette grave maladie. J'avais donc eu raison de repousser les onguents.

Eh bien il en est de même de tous les autres moyens externes qui doivent toujours masquer quelques symptômes ou en produire d'autres ; ce qui, dans tous les cas, jettent le praticien dans l'incertitude.

Verrait-on tant de maladies cruelles surgir sans causes connues, si, dans le traitement de la syphilis, ou de la gale, par exemple, l'ancienne école se gardait de tout traitement externe ? Il est vrai qu'elle n'aurait qu'à se croiser les bras, faute de spécifiques pour détruire les miasmes qui infectent l'économie.

L'homœopathie *pure*, je vous le dis en vérité, est seule appelée à rendre à l'humanité souffrante les bienfaits qu'elle doit attendre d'une science complète, exacte, comme les mathématiques.

Cette réponse est claire et péremptoire.

En relisant votre lettre, je vois le mot *hydrothérapie* largement souligné, et faisant l'objet d'une autre question. J'ai pour seul guide la statistique des maladies et les résultats obtenus par ces procédés. Je me bornerai donc à dire aux malades : « Craignez *l'eau* comme *le feu.* »

LETTRE TRENTIÈME.

Je m'étonnais que vous ayez laissé de côté les cas d'empoisonnement. Tout ce que j'ai dit de nos moyens puissants et certains de guérison doit vous faire pressentir que la nouvelle école ne peut pas faire défaut dans cette question.

L'empoisonnement ou l'intoxication est le trouble plus ou moins violent causé dans l'économie par la présence d'une substance qui tend à détruire le principe vital. Cette destruction ne peut être prévenue qu'en éloignant tout d'abord la cause, et ensuite en guérissant les effets de cette cause.

Je m'explique. Un poison a été ingéré dans l'estomac et sa présence se manifeste par des douleurs; il est tout naturel de faire rejeter le plus promptement possible ce poison en provoquant des vomissements : c'est éloigner la cause. En cela, nous sommes d'accord avec l'ancienne école.

Mais il s'agit ensuite de guérir des effets du poison; c'est-à-dire de la maladie qu'il a produite pendant son séjour dans l'estomac. C'est là où l'homœopathie fait, comme dans les autres maladies, preuve de supériorité par sa précision dans le choix du médicament spécifique et par la promptitude avec laquelle ce médicament opère. Ce n'est plus, en effet, qu'une maladie aiguë à traiter, d'après ses symptômes principaux, secondaires, et concomitants, et, selon notre précepte *«similia similibus curantur.»*

L'ancienne médecine (matérialiste de sa nature), dans ces cas comme dans tous les autres, en est toujours réduite aux conjectures.

Ce n'est donc pas sans raison que depuis 3,500 ans on l'appelle un art conjectural, et que Bichat *a dit que c'était un amas indigeste de recettes toutes plus absurdes les unes que les autres.*

En passant, je vous dirai que nous sommes journellement dans le cas de traiter des empoisonnements; surtout ceux causés par l'administration à haute dose des substances médicamenteuses qu'a prescrit l'ancienne école. Ces empoisonnements ne sont pas violents comme ceux dont je vous ai entretenu plus haut; mais ils sont presque toujours plus difficiles à guérir parce qu'ils sont occasionés par un grand nombre de substances à la fois dont nous ignorons la nature. Ce sont des maladies que nous appelons médicamenteuses, et nous en venons parfaitement à bout, avec le temps.

Pour terminer, l'homœopathie est une science complète, QUOI QU'EN DISENT nos adversaires ; car elle a sa doctrine complète ; sa pathologie complète ; sa matière médicale qui s'augmentera des découvertes qu'on est désormais à même de faire ; et sa thérapeutique sans incertitude.

Ajoutons que, outre que ces branches scientifiques se coordonnent parfaitement entre elles, chacune d'elles est d'accord avec toutes les autres sciences, soit exactes, soit naturelles, soit chimiques, soit physiques ; ce qui n'a pas lieu dans l'ancienne médecine où tout est *désaccord*.

Donc l'homœopathie est une science complète.

———◆———

LETTRE TRENTE-UNIÈME.

CONCLUSION.

Chaque fois qu'une doctrine ou un système s'est présenté avec la prétention d'être supérieur aux systèmes existants, il a trouvé des contradicteurs. Ce système a été combattu et toujours *réfuté* avec avantage par les anciens systèmes ou par ceux qui voulaient régner à leur tour.

Jusqu'ici, l'homœopathie n'a pas trouvé un seul contradicteur parmi les écrivains d'Allemagne, d'Angleterre, d'Amérique ou de France.

Ses lois, ses règles si simples, si faciles dans leur application, n'ont pas été gratifiées de la plus petite réfutation. C'est que pas un homme ne peut en plein jour nier la lumière.

Cette école a trouvé des détracteurs qui, sous le manteau de la cheminée, ont parlé d'elle comme s'ils la connaissaient, et se sont plu à la défigurer, afin d'éloigner d'elle et de retarder son règne. Mais pas une ligne sérieuse n'a été écrite contre elle depuis 50 ans qu'elle a donné signe de vie.

Pas une ligne ! c'est concluant.

Pourtant l'ancienne école vante ses principes, préconise ses lois, etc., mais elle n'en a pas à opposer aux lois, aux principes et aux règles de l'homœopathie ; car les lois de cette dernière sont celles de la nature, et ses principes sont immuables : par suite ils sont incontestables et indestructibles.

D'ailleurs fussent-ils contestés, que le succès qu'elle obtient dans tous les pays et dans tous les cas de maladies, terminerait toute contestation.

Dans cent ans on ne pourra pas croire à l'existence si longue de l'ancienne école. On en parlera comme on parlera des anciens préjugés, de la nécromancie, etc.

Dans cent ans, que dis-je, dans vingt ans, les hôpitaux aujourd'hui trop exigus seront alors trop vastes ; il n'y aura presque plus d'incurables. On ne portera plus le deuil que des vieillards, selon le vœu de la nature.

En un mot, l'homœopathie guérira *doucement*, *promptement* et *radicalement* toutes les maladies.

Mais seulement l'homœopathie pure.

Le charlatanisme, cette chenille dont la mission est de décolorer et dessécher toute plante qui fructifierait dans l'intérêt général ; le charlatanisme viendra, sans nul doute, y porter la main, sous prétexte de *perfectionner, régulariser* ou de *refondre* et *pactiser* avec l'ancienne médecine : c'est prédire qu'il y aura des hommes assez effrontés pour annoncer qu'ils perfectionnent les lois de la nature, régularisent les révolutions du soleil, ou fondent et mêlent la lumière avec les ténèbres, sous prétexte de ménager les yeux des uns et d'éclairer les autres.

C'est donc parmi ses enfants ou ceux qui prendront ce titre, qu'elle trouvera des traîtres et des parricides.

LETTRE TRENTE-DEUXIÈME.

Résumé de l'homœopathie.

Toute maladie peut être guérie par des spécifiques, c'est-à-dire par des médicaments propres à sa guérison.

Il n'y a pas une substance médicale qui ne soit spécifique contre une maladie quelconque.

Il fallait trouver la maladie à laquelle convenait le médicament comme spécifique, c'était trouver le moyen de guérir la maladie.

Hahnemann a trouvé tous les cas d'application des médicaments par l'expérimentation des substances médicales sur les hommes sains. Il a donc déterminé la spécificité de chaque médicament et a créé la seule doctrine curative qu'avouent la raison, la nature et l'expérience.

De plus il a découvert la loi suivant laquelle le médicament opérait, sa durée d'action et son ou ses antidotes.

Attendra-t-on pour élever des autels à ce bienfaiteur de l'humanité, à ce nouveau Messie, que deux siècles se soient écoulés. Non, car un musicien de nos jours a bien droit à des statues de son vivant.

Ajoutez aux avantages de cette doctrine la possibilité de traiter, par correspondance, toutes les maladies qui ne sont pas aiguës et aussi bien que si on était près du malade.

Les homœopathes à Paris traitent des malades dans tous les départements les plus éloignés.

LETTRE TRENTE-TROISIÈME.

Magnétisme et somnambulisme.

Vous désirez connaître mon opinion sur le magnétisme et sur le somnambulisme.

Cette question est brûlante; je ne vous en dirai qu'un seul mot; ce sera ma profession de foi.

Oui, le magnétisme existe, il a été reconnu, nié, puis réhabilité, puis renié. Aujourd'hui tout le monde est d'accord, même les savants, sur la réalité de son existence.

Il y a environ 45 ans, qu'enfant, j'appellais *cela* de l'électricité animale, ce qui m'avait fait surnommer par mes camarades, au lycée Impérial, la *machine électrique*.

J'avais dit vrai instinctivement.

Quant aux effets du magnétisme, on est moins d'accord ; quelques personnes même les nient. Cependant s'il y a un fluide électrique, il doit se manifester d'une manière quelconque ; donc il doit avoir des effets. C'était la réponse de Causse à ceux qui le plaisantaient sur les forces de la vapeur. Pour sa peine d'avoir eu seul raison (ce qui est un tort dans tous les temps), il est mort, parmi les fous, dans un cabanon de Bicêtre où les les sages l'avaient fait enfermer.

Je regarde le magnétisme comme un agent thérapeutique très puissant, très direct dans certains cas. Son emploi m'a très souvent réussi contre les suppressions des menstrues et des lochies, contre nombre de névralgies pures, etc. Seul il peut souvent suffire dans les deux premiers cas.

Son action ne paraît contrarier en rien l'action des médicaments homœopathiques ; je suis même convaincu qu'il est toujours un auxiliaire utile.

Quant au somnambulisme je serai plus bref, sans être moins vrai, ni moins consciencieux.

Oui, le somnambulisme existe.

Il y a le somnambulisme naturel, qui est selon moi le symptôme d'une affection morbide, quelquefois grave. La magnétisation le guérit, j'oserai dire complètement et facilement.

Il y a le somnambulisme artificiel ; celui-ci est produit par la magnétisation.

Je crois encore à ce somnambulisme ; j'y crois autant que je crois en Dieu. Mais je ne crois pas aux somnambules.....

Je m'explique.

Un *sujet* magnétisé présente tous les degrés de somnambulisme, depuis le simple engourdissement, jusqu'à l'extase ; par suite tous les degrés de lucidité, depuis celui où il ne voit pas, jusqu'à celui où il offre les
phénomènes les plus étonnants de clairvoyance.

Or, le sujet somnambule passe souvent et instantanément d'un degré à un autre plus ou moins grand.
Comme il est impossible de suivre ces variations conti-
nuelles, d'en avoir la preuve et la mesure, il s'en suit
que le somnambule n'est point un instrument sûr pour
celui qui cherche cette certitude.

J'ai eu nombre de somnambules que j'avais formés ;
j'ai eu des sujets merveilleux, entre autres une fille V....
dont la lucidité a été remarquable ; mais peu à peu elle a
diminué et, malgré ma défiance, j'ai souvent été trompé.
Pendant les derniers temps que je m'en servais, j'ai été
dupe de ses supercheries et de sa mauvaise foi. Une vie
en rapport avec tous les plus ignobles penchants, ont
bien vite usé ce qui restait de lucidité, et j'ai rejeté
avec dégoût cet instrument menteur.

Si une mère de famille, devenue somnambule et lucide,
était consultée sur l'état de son enfant ou de son mari
mourant, ou enfin sur l'état de quelqu'un qui lui fût
cher, j'aurais en elle une confiance complète, entière.
Mais c'est le seul cas où j'accorderais cette confiance,
entière et absolue.

FIN.